Michael Helfferich

Homöopathie

Die homöopathische Hausapotheke
für die Tasche

Die wichtigsten Homöopathika und
ihre Wirkungen zur sanften Selbsthilfe

W0038975

SÜDWEST

Inhalt

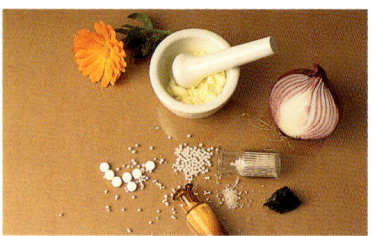

Sanfte Heilmittel aus der Natur – Homöopathika.

Homöopathisch heilen

Der Begriff »Homöopathie« hat seine Wurzel im Griechischen und bedeutet übersetzt »ähnliches Leiden«. Diese Regel der Ähnlichkeit ist der grundlegende Schlüssel zum ganzheitlichen Heilen mit der Homöopathie: Ähnliches wird durch Ähnliches geheilt (similia similibus curantur). Ein Mittel, das beispielsweise beim gesunden Menschen eine Reihe von Krankheitssymptomen auslöst, kann einen Kranken, der unter ähnlichen Symptomen leidet, heilen.

Die homöopathische Hausapotheke

Dieser kompakte Ratgeber ermöglicht es Ihnen, sich eine individuelle homöopathische Hausapotheke einzurichten, die Wahl des richtigen Heilmittels zu treffen und sich auf diese Weise schnell und gezielt selbst zu helfen. Alle beschriebenen homöopathischen Mittel sind in der angegebenen Potenz (Verdünnung) in der Apotheke erhältlich.

Das vorliegende Buch ist weniger als Einstieg in die hohe Schule der Homöopathie gedacht, sondern vielmehr als handliche und übersichtliche Haus- und Reiseapotheke im Taschenformat. Sie können diesen Kompaktratgeber auch leicht in Ihrem Rucksack oder Ihrer Reisetasche mitnehmen oder beispielsweise ein Exemplar im Handschuhfach Ihres Autos deponieren.

Deshalb verzichte ich an diesem Ort auf eine lange Einführung in die Homöopathie. Zum ausführlicheren Studium für zu Hause empfehle ich Ihnen die ebenfalls im Südwest Verlag erschienenen Bücher »Ganzheitlich heilen durch Homöopathie«, »Homöopathische Hausapotheke« und »Erkältungskrankheiten homöopathisch behandeln«.

Ganzheitlich untersuchen und heilen

Ein Arzt oder Heilpraktiker, der auf den Grundlagen der Homöopathie behandelt, wendet sich bei der Untersuchung eines Patienten nicht nur einem Erscheinungsbild einer Krankheit (z. B. Schnupfen, Kopfschmerzen, Durchfall o. Ä.) zu, sondern richtet seine Aufmerksamkeit vor allem auf die Gesamtsymptome, unter denen der Patient leidet. Er berücksichtigt dabei sein körperliches und seelisches Befinden: die Laborwerte, den Blutdruck und/oder eine Röntgenaufnahme ebenso wie den allgemeinen Ge-

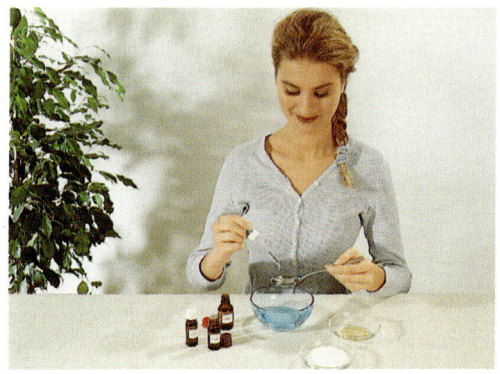

Die ganzheitliche und langfristige Behandlung von Krankheiten und Beschwerden ist das Ziel der Homöopathie.

sundheitszustand, die Körperhaltung, den Gang oder die Redeweise des Patienten. Auf diese Art und Weise kommt der Homöopath zu einer umfassenden Fallaufnahme, der so genannten Anamnese. Die anschließende Behandlung des Patienten, die Verschreibung der Mittel sowie die Art und Dauer der verordneten Einnahme baut auf dieser Untersuchung auf.

Die Potenzen

Der deutsche Arzt, Forscher und Pharmazeut Samuel Hahnemann (1755–1843) begründete die Homöopathie. Er prägte die Ähnlichkeitstheorie, führte zahlreiche Selbstversuche durch und verfasste wissenschaftliche Arbeiten zum Thema, die bis heute nicht an Gültigkeit verloren haben. Samuel Hahnemann war es schließlich auch, der das Phänomen der Potenzierung entdeckte. Er stellte fest, dass seine Mittel umso wirksamer wurden, je mehr er sie verdünnte. Hahnemann benannte diesen Vorgang neu und schuf den Begriff »potenzieren«, das bedeutet, einen natürlichen Stoff wirksamer zu machen. Zunächst entwickelte und verwendete er die so genannten C-Potenzen, später LM-Potenzen.

Heutzutage existieren in der Homöopathie von jedem Mittel, egal ob als Tropfen, Globuli oder Pulver, D- (in 10er-Schritten verdünnt), C- (in 100er-Schritten verdünnt) oder LM-Potenzen (in 50000er-Schritten verdünnt). C-Potenzen wirken rascher, LM-Potenzen sanfter. D-Potenzen können öfter eingesetzt werden.

Die Aufbewahrung der homöo-pathischen Hausapotheke

Um Wirkungseinbußen auszuschließen, bewahrt man Homöopathika an einem zimmerwarmen, dunklen Ort auf. In ihrer Nähe sollten keine stark riechenden Substanzen wie Chemikalien, Parfüme oder ätherische Duftstoffe gelagert werden. Auch die Nähe zu Mikrowellenherden oder das Durchleuchten auf dem Flughafen kann sich ungünstig auswirken.

Die Reihenfolge der angegebenen Arzneien

Die bei dem jeweiligen Beschwerdebild angegebenen Arzneimittel sind in der Reihenfolge nach der Wichtigkeit und Häufigkeit ihres Vorkommens geordnet. Die vorgenommene Mittelwahl ist nicht immer ganz vollständig. Je nach Beschwerdebild können noch eine Vielzahl anderer Mittel infrage kommen, auf deren Auflistung hier verzichtet wurde.

Die Dosierung

Die Auswahl der wichtigsten Mittel zur Behandlung von Krankheiten und Beschwerden muss jedoch sorgfältig getroffen werden. Ich empfehle Ihnen, die bei jedem Mittel beschriebene Dosierung exakt einzuhalten. Die Darreichung erfolgt in Globuli.

Dabei handelt es sich um Saccharosekügelchen, die als Träger für die jeweilige Arznei in ihrer speziellen Potenz fungieren. Die jeweilige Globulimenge gilt für Schulkinder und Erwachsene, bei Säuglingen und Kleinkindern geben Sie bitte zwei Drittel der angegebenen Menge.

Verspüren oder sehen Sie nach den ersten Gaben eine Besserung des Beschwerdebilds, dann vergrößern Sie bitte die Zeitabstände zwischen den einzelnen Mittelgaben bis zu einer Gabe täglich. Die Behandlung können Sie dann mit einer Gabe von drei Globuli des hilfreichen Mittels in der Potenz C30 abschließen.

Nehmen Sie nach drei bis sechs Gaben keinerlei Besserung oder Veränderung des Zustands wahr, dann entscheiden Sie sich bitte für das nächstähnliche Mittel, oder wenden Sie sich an einen Homöopathen bzw. Ihren Hausarzt.

Die Einnahme mehrerer homöopathischer Mittel, gleichzeitig oder im Wechsel, halte ich für wenig geeignet. Am besten entscheiden Sie sich für das dem Beschwerdebild Ähnlichste.

Die Einnahme

Sie nehmen die Globuli optimal ein, wenn Sie diese direkt auf die Zunge geben und sie dort langsam auflösen lassen. Etwa eine

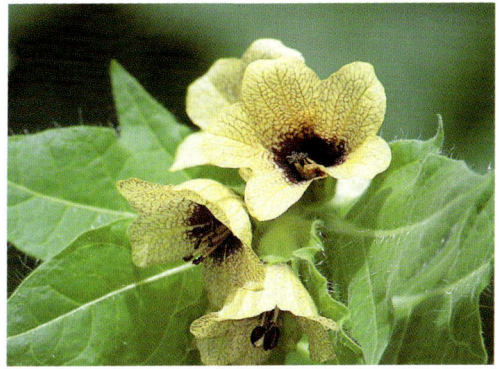

Das frische Kraut des Hyoscyamus niger wird zur Herstellung des gleichnamigen Homöopathikums verwendet.

Viertelstunde vor und nach der Einnahme sollten Sie auf Essen und Trinken, auf Zähneputzen und Rauchen verzichten.

Durch das Trinken von Kaffee wird die Wirkung einiger homöopathischer Arzneien wie Pulsatilla, Nux vomica, Ignatia, Lycopodium und Sepia vermindert oder ganz aufgehoben.

Wenn Sie Natrium chloratum einnehmen, müssen Sie Pfefferminze und Menthol meiden (die meisten Zahnpasten enthalten Menthol). Bei der Einnahme von Sulfur verzichten Sie bitte auf alle kamillehaltigen Tees und Zubereitungen.

Mögliche Risiken

Sollten Sie in der empfohlenen Dosierung das falsche Mittel einnehmen, kann Ihnen kein Schaden entstehen.

Normalerweise treten keine Wechselwirkungen mit gleichzeitig eingenommenen chemischen Mitteln auf. Im Zweifelsfall stimmen Sie die Einnahme mit Ihrem Heilpraktiker und Ihrem Hausarzt ab. Dasselbe gilt für schwangere oder stillende Frauen.

Reaktionen während einer homöopathischen Behandlung

• Bei anfänglicher Verschlimmerung sollten Sie die Einnahme für einige Stunden unterbrechen. Bessert sich Ihr Befinden dann zunehmend, ist dies ein Hinweis auf eine homöopathische Erstverschlimmerung. Diese besagt, dass Sie das richtige Mittel eingenommen haben, welches Ihre Selbstheilungskräfte aktiviert hat. Sie sollten so lange mit der nächsten Einnahme dieses Mittels warten, bis Sie keine weitere Besserung mehr spüren oder Ihr Befinden sich wieder zu verschlechtern beginnt.

• Tritt eine deutliche Besserung auf und Sie fühlen sich körperlich und seelisch sehr viel besser, haben Sie das richtige Mittel getroffen. Je akuter die Krankheit auftritt, desto schneller können Sie die heilende Wirkung des passenden Mittels spüren. Nun sollten Sie das Mittel in der empfohlenen Potenz nur noch ein- bis zweimal täglich nehmen.

• Zeichnet sich keine oder nur eine unzureichende Wirkung ab, haben Sie das falsche Mittel ausgewählt. Probieren Sie das nächstähnliche, oder wenden Sie sich an Ihren Homöopathen.

• Stagniert nach anfänglicher Besserung das Befinden, empfiehlt es sich, die übrig gebliebenen oder die veränderten Symptome zu registrieren und ein neues hierzu ähnliches Mittel herauszufinden und wie angegeben einzunehmen.

• Treten nach der Mittelgabe neue Symptome auf und sollten diese Symptome früher schon einmal bestanden haben, ist dies ein Hinweis, dass Sie das richtige Mittel eingenommen haben. Diese Symptome werden von selbst – ohne die Einnahme eines anderen Mittels – wieder abklingen. Bitte nehmen Sie dann dieses Mittel bis zum völligen Abklingen der Symptome nur noch einmal täglich zu sich.

• In allen Zweifelsfällen wenden Sie sich bitte an einen erfahrenen Homöopathen.

Grenzen der Selbstbehandlung

Sie sollten sich bei der Selbstbehandlung allerdings unbedingt an Ihren Arzt oder Heilpraktiker wenden, wenn:

• Sie ein allzu unsicheres Gefühl oder Angst verspüren

• Sich Ihr Befinden tagelang nicht bessert

• Sich Ihr Befinden verschlechtern sollte

• Die auftretenden Krankheitssymptome schwer wiegend, sehr heftig oder ungewöhnlich sind

• Ihre Beschwerden schon lange bestehen, chronisch zu werden drohen oder in bestimmten Intervallen wiederkehren.

Um Ihnen den Zugriff zu erleichtern, listen wir die Krankheiten in alphabetischer Reihenfolge auf. In den Mittelbeschreibungen finden Sie die Abkürzungen V und B. Sie dienen als Hinweis, welche zusätzlichen Faktoren eine Verschlimmerung (V) oder eine Besserung (B) des Krankheitsbilds begünstigen.

Die Mittel in der homöopathischen Hausapotheke

Aconitum C6
Aesculus C4
Aethusa C6
Allium cepa C6
Apis C6
Apomorphinum
   hydrochloricum C4
Arnica C6
Arsenicum album C12
Atropinum sulfuricum C4
Belladonna C6
Bromum C6
Bryonia C6
Caladium C6
Cantharis C6
Carbo vegetabilis C12
Chamomilla C6
China C6
Cocculus C6
Coffea C6
Colocynthis C6
Drosera C6
Dulcamara C6
Echinacea angustifolia C3
Eupatorium
   perfoliatum C6
Euphrasia C6
Ferrum phosphoricum C12
Formicicum acidum C6
Galphimia glauca C4
Gelsemium C6
Glonoinum C6
Hamamelis C4
Harpagophytum C6
Hedera helix C6

Hepar sulfuris C12
Hyoscyamus C6
Hypericum C6
Ignatia C6
Ipecacuanha C6
Iris C6
Lac caninum C6
Lachesis C6
Ledum C6
Luffa C6
Lycopodium C6
Magnesium
   phosphoricum C12
Melilotus C6
Mercurius solubilis C12
Mezereum C6
Myristica sebifera C3
Nux vomica C6
Paeonia C4
Petroleum C6
Phosphorus C6
Phytolacca C6
Pulsatilla C6
Robinia C6
Rhus toxicodendron C6
Ruta C6
Sambucus C6
Sepia C12
Silicea C12
Sulfur C6
Symphytum C4
Tabacum C6
Urtica urens C6
Veratrum album C6
Vincetoxicum C3

Abszess, Eiterung

Wie äußert sich die Krankheit?

Abszesse sind örtlich begrenzte Ansammlungen von Eiter in einem Gewebe oder Organ. Diese Entzündungen können an Schweißdrüsen, Zahnwurzeln, Mandeln oder an einem Haarbalg auftreten. Der Eiter entsteht durch Bakterien, insbesondere durch Kokken (Staphylokokken, Streptokokken usw.). Er besteht aus den eingedrungenen und abgetöteten Bakterien, weißen Blutkörperchen (Leukozyten) und Gewebeüberresten. Bei Abszessen oder Eiterungen besteht die Gefahr der Ausdehnung oder des Eindringens der Erreger in das Blut- oder Lymphsystem, eine Blutvergiftung kann die Folge sein.

Am günstigsten ist es für den Körper, wenn der Eiter von selbst nach außen durchbricht und abfließen kann. Gelegentlich kann eine chirurgische Maßnahme (Schnitt) erforderlich werden. Konsultieren Sie bitte unbedingt Ihren Arzt!

Vorsicht: Sie sollten auf keinen Fall versuchen, den Eiterherd selbst aufzuschneiden oder auszuquetschen!

Hinweis

Bei der Einnahme des homöopathischen Mittels in der niedrigen Potenz erfolgt in der Regel die Öffnung des Abszesses nach außen. Bei Verwendung der höheren Potenz wird der Eiter durch den Körper abgebaut.

Unser Tipp

Zur Unterstützung der Behandlung können Sie Auflagen aus Quark oder Heilerde sowie Zugsalben verwenden. Durch die Erweichung des Abszesses wird die Entleerung des Eiters erleichtert.

Mittelbeschreibung bei Abszessen und Eiterungen	
Myristica sebifera C3	Dieses Mittel gilt als »homöopathisches Messer«. Myristica sebifera beschleunigt das Abwehrgeschehen. Der Abszess öffnet sich, und der Eiter fließt nach außen ab.
Einnahme	**Halbstündlich 5 Globuli** **Nach Abszessöffnung: 3-mal täglich 5 Globuli**

Mittelbeschreibung bei Abszessen und Eiterungen

Belladonna	Die betroffene Hautstelle ist dunkelrot und stark geschwollen, sehr heiß und schmerzt heftig, oftmals klopfend. Es bestehen eine ausgeprägte Berührungs- und Druckempfindlichkeit und Kopfschmerzen. Der Betroffene ist gereizt und aggressiv.
Einnahme **C6**	**Stündlich 5 Globuli; bei Besserung: maximal 3-mal täglich 5 Globuli**
C4	**Stündlich 1 Tablette; bei Abfluss des Eiters 3-mal 1 Tablette**
Hepar sulfuris C12	Bei Verletzungen, die leicht eitern. Die eiternden Wunden bzw. die Abszesse sind extrem schmerzhaft und berührungsempfindlich. Der Patient schwitzt stark und hat stechende Schmerzen.
Einnahme	**Stündlich 3 Globuli** **Bei Besserung 3-mal täglich 3 Globuli**
V	• Kälte und Berührung verschlimmern die Beschwerden
B	• Warme Umschläge bessern die Abszessschmerzen
Silicea	Bei Patienten mit empfindlicher, dünner und blasser Haut. Tendenz zu lang anhaltenden Eiterungen. Besonders geeignet nach Schnittverletzungen mit Glas oder anderen scharfen Gegenständen und eitrigen Nagelbettentzündungen.
Einnahme **C12**	**Stündlich 3 Globuli; bei Besserung: 3-mal täglich 3 Globuli**
C4	**Stündlich 1 Tablette; bei Abfluss des Eiters 3-mal täglich 1 Tablette**

Durchfall

Wie äußert sich die Krankheit?

Durchfälle sind Symptome von Darminfektionen, die durch verschiedenartigste Erreger ausgelöst werden. Von Durchfall ist die Rede bei dünnem, flüssigem Stuhlgang ab einer Häufigkeit von dreimal am Tag. Meist werden Durchfallerkrankungen ausgelöst durch Virusinfektionen, Lebensmittelvergiftungen und zu fetten und schweren Speisen. Auch nervöse Darmstörungen (hastiges Essen, zu kalte Nahrung wie etwa Speiseeis), Missbrauch von Alkohol, Nikotin oder Abführmitteln sowie die Nebenwirkung von Medikamenten provozieren Durchfall. Allergien und psychische Faktoren wie Reise- oder Prüfungsangst und übermäßiger Stress können Durchfallauslöser sein.

Hinweis

Häufiger auftretender und länger anhaltender Durchfall kann ein Hinweis auf gesundheitliche Störungen wie Erkrankungen der Bauchspeicheldrüse, des Darms oder der Schilddrüse sein. Daher wenden Sie sich bitte je nach Schmerzen und Dauer des Durchfalls (mehr als drei Tage) an Ihren Arzt oder Heilpraktiker.

Unser Tipp

Bei Durchfallerkrankungen sollten Sie ausreichend Mineralwasser ohne Kohlensäure, leicht gesüßten Schwarz- oder Kräutertee trinken. Achten Sie auf eine geeignete Diät. Begleitend zur homöopathischen Behandlung können Sie geriebene Äpfel oder gekochte und passierte Karotten zu sich nehmen.

Als altes Hausmittel haben sich getrocknete Heidelbeeren bewährt. Dazu lassen Sie 50 bis 100 Gramm getrocknete Beeren in Wasser aufquellen und trinken die Mischung. Als Variante kochen Sie zwei Esslöffel getrockneter, zerquetschter Heidelbeeren in einem halben Liter Wasser auf, lassen das Ganze zehn Minuten sieden, seihen ab und trinken den Tee über den ganzen Tag verteilt.

Tabu sind Süßigkeiten, Alkohol, Kaffee und stark gewürzte Speisen. Warme oder heiße Leibwickel bewirken eine angenehme Linderung der Bauchschmerzen bei Durchfall. Wickeln Sie dazu ein feuchtheißes Baumwolltuch um den Leib – von der Brust abwärts bis zu den Oberschenkeln. Falten Sie die Enden locker über dem Bauch zusammen. Darüber legen Sie noch ein Wolltuch und eine Bettdecke. Lassen Sie den Wickel etwa eine Stunde wirken.

Mittelbeschreibung bei Durchfall	
Arsenicum album C12	Bei Durchfällen nach verdorbenen Fleisch- oder Fischgerichten oder Verzehr zu kalter Nahrung oder Speiseeis. Oft sind diese Durchfälle von dunkler Farbe, übel riechend und wund machend. Der Betroffene zeigt sich durstig, zittrig, ruhelos und ängstlich. Teilweise kann es zur Ohnmacht kommen.
Einnahme	**Alle 2 Stunden 3 Globuli**
Pulsatilla C6	Wässriger Stuhl mit Bauchschmerzen nach Völlerei, schweren Speisen, eiskalten Getränken oder Apfelsaft. Der Patient hat nur wenig Durst.
Einnahme	**3-mal täglich 5 Globuli**
Chamomilla C6	Die Durchfälle treten nach Ärger, Zorn oder während des Zahnens auf. Sie riechen nach faulen Eiern und sehen grünlich-schleimig aus. Der Patient ist leicht reizbar und ungehalten.
Einnahme	**3-mal täglich 5 Globuli**
Nux vomica C6	Übelkeit und Durchfall nach Durcheinanderessen, Völlerei, zu viel Alkohol, Nikotin oder Kaffee, nach Missbrauch von Abführmitteln oder Antibiotikagabe. Symptome sind Bauchkrämpfe mit Verstopfung, juckende, schmerzhafte Hämorrhoiden.
Einnahme	**3-mal täglich 5 Globuli**
Veratrum album C6	Schmerzhafte Durchfälle im Sommer und Herbst. Geruchloser, reiswasserähnlicher oder grünlich-schleimiger Stuhl, gelegentlich mit Blut vermischt. Symptome sind kalte Schweißausbrüche, Kältegefühl und Blaufärbung des Körpers. Kreislaufkollaps mit Muskelkrämpfen.
Einnahme	**Alle 2 Stunden 5 Globuli**

Erbrechen

Wie äußert sich die Krankheit?

Erbrechen ist ein häufiges Anzeichen vieler Magen-Darm-, Gallenblasen- oder Bauchspeicheldrüsenerkrankungen oder von Nahrungsmittelvergiftungen. Es kann auch durch Reizungen des Gleichgewichtsorgans im Innenohr oder des Brechzentrums im Gehirn infolge von Virusinfekten, Migräne oder psychischen Belastungen ausgelöst werden.

Hinweis

Bitte sehen Sie auch bei »Durchfall« nach. Bei länger anhaltendem Erbrechen sollten Sie sicherheitshalber zur Abklärung der Ursache Ihren Arzt oder Heilpraktiker konsultieren.

Unser Tipp

Bei Erbrechen sollte immer darauf geachtet werden, dass der Kranke zur Ruhe kommt und sich entspannen kann. Neben dem Liegen in entsprechender Atmosphäre sind hierfür besonders Wärmeanwendungen wie Wärmflasche oder feuchtwarme Auflagen, warme Kräutertees von Kamille oder Melisse und sanftes Reiben des Oberbauchs geeignet.

Mittelbeschreibung bei Erbrechen	
Aethusa C6	Gegen das Erbrechen von Säuglingen und Kleinkindern nach dem Genuss von Muttermilch. Das Kind trinkt aber sofort weiter. Auch bei plötzlich beginnendem Erbrechen in der Sommerhitze, mit großer Schwäche, eingefallenem blassen Gesicht und kaltem Schweiß.
Einnahme	**3-mal täglich 5 Globuli**
Ipecacuanha C6	Für anhaltendes Erbrechen nach Ärger, nach Speiseeis und bei Kopfschmerzen. Die Übelkeit lässt nicht nach. Reichlicher Speichelfluss und feuchte Zunge ohne Belag.
Einnahme V	**Alle 2 Stunden 5 Globuli** • Eine Verschlechterung erfährt der Patient durch Bücken.

Mittelbeschreibung bei Erbrechen

Nux vomica C6	Für Beschwerden nach Zorn, nach übermäßigem Essen und exzessivem Alkoholgenuss (das Alka-Seltzer der Homöopathie!), nach spät abends eingenommenen Mahlzeiten und nach leichten Vergiftungen mit Chemikalien. Symptome sind u. a. Würgereiz mit dem vergeblichen Drang sich zu übergeben. Der Betroffene ist gereizt und hat an allem etwas auszusetzen.
Einnahme V	**Alle 2 Stunden 5 Globuli** • Eine Verschlechterung erfährt der Patient nach Essen und Trinken bei Bewegung.
Arsenicum album C12	Bei Erbrechen und Brechdurchfall nach dem Verzehr von verdorbenen Speisen, von mit Salmonellen befallenen Lebensmitteln oder Speiseeis. Das Erbrechen kann anfallsweise erfolgen oder nach jedem Essen und Trinken. Schon der Geruch von Lebensmitteln erregt Übelkeit. Großer Durst auf kleine Schlucke. Schwächegefühl und kalter Schweiß mit dem Bedürfnis, sich gut zugedeckt hinzulegen, aber Ängstlichkeit und Unruhe verhindern Entspannung und Schlaf.
Einnahme V	**Stündlich 3 Globuli** • Eine Verschlechterung tritt meist nach Mitternacht durch Bewegung oder Essen ein. Sogar kleinste Wassermengen rufen Brechreiz hervor.
Apomorphinum hydrochloricum C4	Das Erbrechen tritt plötzlich ohne vorhergehende Übelkeit auf, meist unmittelbar nach dem Essen. Typisch sind auch der Speichelfluss oder das Schwitzen vor oder während des Erbrechens.
Einnahme V	**Halbstündlich 3 Globuli** • Bereits kleinste Nahrungsmengen lösen erneuten Brechreiz aus.

Erkältungen

Wie äußert sich die Krankheit?

Bei Erkältungskrankheiten oder Infektionen werden u. a. die Selbstheilungskräfte u. a. durch eine Anhebung der Körpertemperatur aktiviert. Schweißausbrüche und Schüttelfrost treten je nach Art der Infektion auf.

Hinweis

Im Fall einer Erkältung bitte ich Sie, auch unter »Grippaler Infekt«, »Husten«, »Schnupfen«, »Halsschmerzen, Angina« und »Ohrenschmerzen« nachzusehen.

Unser Tipp

Bei Erkältungen bietet das ansteigende Fußbad eine wunderbare Unterstützung der Behandlung. Sie benötigen dazu einen Eimer, der bis zur Kniekehle reicht und beiden Füßen ausreichend Platz bietet.

Sie füllen den Eimer – am besten in der Badewanne oder Dusche – mit Wasser und temperieren dieses auf 32 °C. Dann stellen Sie Ihre Füße hinein und geben langsam so viel warmes Wasser zu, dass die Temperatur zehn Minuten lang um 1 °C pro Minute auf 42 °C steigt. Nun halten Sie die Temperatur für zehn weitere Minuten bei 42 °C konstant. Anschließend streifen Sie das Wasser ab, trocknen die Füße und ruhen eine halbe Stunde. Wenn Sie unter Krampfadern leiden, brausen Sie bitte Ihre Unterschenkel kurz eiskalt ab, bevor Sie sich hinlegen.

Zur Erkältungsprophylaxe oder bei Erkältungsbeginn	
Echinacea angustifolia C3	Der Patient fühlt sich matt und erschöpft, als ob er bereits lange krank sei. Es schmerzt ihn überall und er hat ein starkes Frostgefühl. Gegessenes gärt im Magen, der Bauch ist aufgebläht, dazu starkes saures Aufstoßen mit Sodbrennen.
Einnahme	**3-mal täglich 5 Globuli**
Vincetoxicum C3	Zur allgemeinen Abwehrsteigerung bei allen virusbedingten Erkältungskrankheiten prophylaktisch oder zu Beginn der Erkrankung.
Einnahme	**3-mal täglich 5 Globuli**

Mittelbeschreibung bei Erkältungen

Vincetoxicum C3 und Sulfur C6 Einnahme	Zur allgemeinen Abwehrsteigerung bei allen virusbedingten Erkrankungen wie Erkältung, Husten und Schnupfen und grippalen Infekten. **3-mal täglich je 5 Globuli beider Mittel**
Bryonia C6	Verkühlung bei milder Witterung im Frühjahr und Herbst oder in klimatisierten Räumen im Sommer. Symptome: Ruhebedürfnis, Kopf- und Gliederschmerzen, Appetitlosigkeit, Durst.
Einnahme V	**Alle 2 Stunden 3 Globuli** • Durch Bier, warme Anwendungen, heißes Wetter und Bewegen kann sich möglicherweise eine Verschlechterung einstellen.
Carbo vegetabilis C12	Bevorzugt bei Frühlingserkältung. Sie zieht meist vom Kehlkopf zu den Bronchien, begleitet von Heiserkeit, langen Hustenattacken und Schleimrasseln in der Brust. Typisches Merkmal ist ein ständiges Kribbeln in der Nase ohne Niesen, auch Nasenbluten nach körperlicher Anstrengung.
Einnahme	**2-mal täglich 5 Globuli**
Nux vomica C6	Schwacher, schleimig-dünnflüssiger Schnupfen nach ungeschütztem Kältekontakt oder kalten Füßen bei trockenem, kaltem Wetter. Besonders nachts und in warmen Räumen ist abwechselnd eine Nasenseite verstopft. Man hat Atemnot.
Einnahme	**3-mal täglich 5 Globuli; bei Besserung seltener**
Sabadilla C6	Hilft nervösen, verfrorenen Menschen, die sich leicht erkälten. Abwechselnde Verstopfung einer Nasenseite, Augen und Nase brennen. Starker Niesreiz. Schluckbeschwerden und starke Schmerzen an der Stirn und Nasenwurzel.
Einnahme	**3-mal täglich 5 Globuli**

Fieber

Wie äußert sich die Krankheit?

Fieber ist eines der ersten Symptome einer Erkrankung, beispielsweise einer Infektion, einer Grippe oder einer Erkältung.
Die Körpertemperatur steigt über 38 °C an. Diese Heilreaktion beschleunigt den natürlichen Heilungsprozess, weil das Fieber die verschiedenen Abwehrzellen des Körpers stimuliert.

Hinweis

Bei länger anhaltenden Temperaturen über 39,5 °C wenden Sie sich bitte unbedingt an einen Arzt oder Homöopathen.
Manche Kräutertees wie Kamillen- oder Pfefferminztee können die Wirkung einiger homöopathischer Mittel herabsetzen oder aufheben. Verzichten Sie im Zweifelsfall bitte darauf.

Unser Tipp

Allgemeine fiebersenkende Maßnahmen wie Einläufe oder Waden- und Brustwickel sowie Oberkörperwaschungen können zur Unterstützung der homöopathischen Behandlung angewandt werden. Achten Sie unbedingt darauf, dass die entsprechenden Körperteile warm oder heiß sind. Machen Sie keine kalten Wadenwickel an kalten Beinen! Verordnen Sie sich Bettruhe. Nehmen Sie leichte Kost zu sich, und wählen Sie die Menge und Temperatur des Getränks nach Ihren Bedürfnissen. Probieren Sie aus, was Ihnen gut tut!
Durch das Schwitzen verliert der Körper bei Fieber viel Flüssigkeit und lebensnotwendige Mineralsalze. Am besten trinken Sie Mineralwasser, verdünnte Obst- und Gemüsesäfte oder Gemüsebrühe.

Mittelbeschreibung bei Fieber	
Pulsatilla C6	Trockene Hitze bei größeren Temperaturschwankungen in der Übergangszeit. Der Betroffene friert vor allem im Kreuzbereich. Die Haut ist glühend heiß. Das Gesicht bleibt trotz Fieber blass. Fieberanstieg in der Nacht.
Einnahme V	**Alle 3 Stunden 3 Globuli** • Verschlechterung nach Konsum von Schweinefleisch.

Mittelbeschreibung bei Fieber

Belladonna C6	Das Fieber entwickelt sich plötzlich. Der Betroffene hat keinen Appetit und fühlt sich müde. Nach dem Erwachen zeigen sich die für die Anwendung von Belladonna typischen Symptome: ein hochrotes, glänzendes Gesicht mit weiten Pupillen; klopfende Kopfschmerzen; ein dampfig schwitzender Körper, der beim Aufdecken sofort friert und daher trotz der Hitze zugedeckt bleiben möchte. Hände und Füße werden immer wieder kalt. Die Schleimhäute sind glühend rot, später auch dunkelrot und gefleckt. Die Hals- und Schläfenschlagadern pulsieren sichtbar. Alpträume, Auffahren aus dem Schlaf.
Einnahme	**Halbstündlich 3 Globuli**
Aconitum C6	Nach kaltem Wind, plötzlicher Angst oder einem Schockerlebnis tritt meist kurz vor Mitternacht ein stürmischer Fieberbeginn, mit Temperaturen von 40 °C und mehr, ein. Zu Beginn Frostschauer. Eine ängstliche Unruhe lässt den Kranken nur kurzzeitig schlafen. Das im Liegen rote Gesicht wird beim Aufsetzen blass.
Einnahme	**Halbstündlich 3 Globuli**
Ferrum phosphoricum C12	Das Fieber mit trockener Hitze entwickelt sich langsam auf Temperaturen um 39 °C meist ohne Katarrh und Frost sowie auch ohne größere Beeinträchtigung des Allgemeinbefindens. Nach dem Schlafen ist die Gesichtsfarbe rot, ansonsten wechselt sie rasch; Neigung zu Nasenbluten.
Einnahme	**Alle 2 Stunden 5 Globuli**
Vincetoxicum C3 und Sulfur C6 **Einnahme**	Bei Fieber wirkt auch die Kombination nebenstehender Mittel oft ausgezeichnet. **3-mal täglich je 5 Globuli beider Mittel**

Gallenblasen-beschwerden

Wie äußert sich die Krankheit?

Gallenblasenbeschwerden äußern sich als ein Stechen oder Druckgefühl im rechten Oberbauch, eventuell auch nur als Verspannungen oder Schmerzen im Bereich des rechten Schulterblatts. Durch Stauungen des Gallenflusses haben sich Grieß oder Gallensteine gebildet.

Werden die psychischen Belastungen oder die ungünstigen Ernährungsgewohnheiten nicht abgestellt, kommt es nach Übelkeit oder Erbrechen plötzlich zu heftigen, krampfartigen Schmerzen, den so genannten Gallenkoliken. Sie treten meist nach einer zu fetten Mahlzeit, hektischem Essen oder anhaltendem Ärger auf.

Hinweis

Bitte lesen Sie auch unter »Durchfall« und »Erbrechen« nach. Länger anhaltende Oberbauchbeschwerden klären Sie bitte mit Ihrem Internisten ab.

Unser Tipp

Bei Gallenblasenerkrankungen sollte erste Maßnahme eine cholesterin- und fettarme Diät sein. Regelmäßige Wärmeanwendungen wie Wärmflasche, warmes Kirschsteinsäckchen oder feuchtwarme Auflagen erweisen sich zur Vorbeugung als nützlich. Auch bei der akuten Kolik erzielen Sie eine schnelle Linderung. Oberstes Gebot ist eine vernünftige Ernährung. Meiden Sie tierische Fette, frittierte Speisen, Eigelb und eiskalte Getränke.

Mittelbeschreibung bei Gallenblasenbeschwerden	
Chelidonium C6	Bei Gallenblasenbeschwerden und aufgetriebenem Bauch mit dem Gefühl, als sei dieser durch ein Band eingeschnürt. Vorausgehend oft Rückenschmerzen im Bereich des rechten Schulterblatts oder Steifigkeit mit Verspannungen im Nacken, meist links.
Einnahme B	**3-mal täglich 5 Globuli** • Essen bessert die Beschwerden nur kurzzeitig, heiße Getränke oder warme Milch dagegen anhaltend.

Mittelbeschreibung bei Gallenblasenbeschwerden

Atropinum sulfuricum C4 **Einnahme**	Bei Druckgefühl, Stechen oder krampfartigen Schmerzen im rechten Oberbauch. Es wirkt krampflösend. **Viertelstündlich 3 Globuli**
Magnesium phosphoricum C12 **Einnahme** **B**	Bei Gallenkoliken in Verbindung mit starken Blähungen, die den Kranken dazu zwingen, sich zusammenzukrümmen. Aufstoßen erleichtert nicht die Beschwerden. Wegen des aufgetriebenen Bauchs muss der Kranke die Kleidung öffnen. **Stündlich 3 Globuli** • Durch Blähungsabgang beim Gehen, durch Wärme und Reibung sowie Druck auf den Oberbauch bessern sich die Beschwerden.
Colocynthis C6 **Einnahme** **V** **B**	Bei krampfartigen Oberbauchbeschwerden, die sich ins Kreuz oder in die Schamgegend erstrecken, nach Ärger oder Beleidigung, nach kalten Getränken, nach körperlicher Überanstrengung oder Überhitzung. **Stündlich 5 Globuli** • Kälte und Strecken verschlechtern die Beschwerden. • Anziehen der Beine, Zusammenkrümmen, Druck auf den schmerzhaften Bereich und Anlegen einer Wärmflasche bessern.
Pulsatilla C6 **Einnahme** **V** **B**	Bei Gallenkoliken nach zu fettem Essen oder kalten Getränken. Es kommt oft zu bitterem, fauligem oder ranzigem Aufstoßen und Erbrechen. **Stündlich 5 Globuli** • Abends, in Ruhe und nach fettem und reichlichem Essen tritt eine Verschlechterung auf. • Frische Luft und Bewegung bessern den Zustand.

Gelenk-schmerzen

Wie äußert sich die Krankheit?

Das schmerzende Gelenk erscheint verdickt, eventuell gerötet und warm. Liegt eine Entzündung der Gelenkkapsel oder das Gelenk umgebender Gewebe vor, kann es zu Schrumpfungen oder Verwachsungen kommen.

Hinweis

Gelenkbeschwerden sind meist Folgen einer rheumatischen Veranlagung. Die genauere Krankheitsentstehung ist noch weitgehend unbekannt. Auslöser sind neben Überbelastungen und Verkühlungen oft auch starke psychische Belastungen oder chronische Herde im Kopf- bzw. Darmbereich.

Die Selbstbehandlung ist nur dann zu empfehlen, wenn durch den Arzt eine akute oder chronische Polyarthritis ausgeschlossen wurde.

Unser Tipp

Neben einer allgemeinen internistischen Untersuchung ist besonderes Augenmerk auf die Sanierung von so genannten Herden im Kopf- (wie Zahngranulome, silberamalgamhaltige Zahnfüllungen, chronisch eitrige Mandeln, chronische Nebenhöhlenentzündung) sowie im Darmbereich (Befall mit Hefe- oder Schimmelpilzen) zu legen.

Mittelbeschreibung bei Gelenkschmerzen	
Harpago-phytum C6	Bei rheumatischen Erkrankungen der größeren Gelenke, mit reißenden und bohrenden Schmerzen. Gefühl der Zerschlagenheit.
Einnahme	**Morgens und abends je 5 Globuli**
Ledum C6	Bei akuten und chronischen rheumatischen Beschwerden bevorzugt an den Fuß- und Handgelenken. Krachen der Gelenke. Bildung von Gichtknoten. Die Fußsohlen schmerzen so, dass der Kranke kaum auftreten kann.
Einnahme	**2-mal täglich 5 Globuli**

Mittelbeschreibung bei Gelenkschmerzen

Urtica urens C6	Bei rheumatischen Schmerzen des Deltamuskels der rechten Schulter, in den Knöcheln und Handgelenken. Die Gelenkschmerzen wechseln sich mit nesselsuchtartigen Hautausschlägen ab. Der Körper riecht zuweilen nach Urin.
Einnahme **V**	**Morgens und abends je 5 Globuli** • Bei feuchtem Wetter, Schneewetter, aber auch beim Waschen tritt häufig eine Verschlechterung des Zustands ein.
Acidum formicicum C6	Bei akutem und chronischem Gelenk- und Muskelrheuma, nächtlichen Oberarmbeschwerden mit schießenden Schmerzen, bei Knochenhautentzündungen mit teigiger Schwellung, oft in Verbindung mit chronischen Ekzemen, Schuppenflechte oder Haarausfall. Es besteht ein Drang nach Bewegung, obwohl die Beschwerden dabei zunehmen.
Einnahme **V** **B**	**2-mal täglich 5 Globuli** • Kälte und Nässe wirken hier wie Gift. • Die genannten Schmerzen bessern sich vor allem durch Druck.
Hedera helix C6	Bei heftigen Schmerzen in Armen und Beinen, in der Wirbelsäule und im Kreuz mit Kribbeln und Ameisenlaufen. Der Betroffene erwacht oft nachts gegen drei Uhr durch die Schmerzen. Er hält es dann nicht mehr im Bett aus und muss die schmerzenden Stellen bewegen oder ausschütteln.
Einnahme **V** **B**	**2-mal täglich 5 Globuli** • Nachts und in den frühen Morgenstunden tritt oft eine Verschlechterung ein. • Massieren, Reiben und längere Bewegung.

Grippaler Infekt

Wie äußert sich die Krankheit?

Der grippale Infekt ist eine durch Verkühlen, Tröpfcheninfektion oder Überforderung ausgelöste Erkrankung des Hals-, Nasen-, Rachen- und Bronchialraums. Mattigkeit ist typisch.

Bei der echten Virusgrippe, der Influenza, handelt es sich um eine äußerst ansteckende Erkrankung mit schwerem Verlauf und Komplikationen wie Lungen- oder Hirnhautentzündungen. Zu den oben genannten Erscheinungen kommen häufig noch Schüttelfrost, starke Muskel-, Gelenk- und Kopfschmerzen.

Hinweis

Die Behandlung der echten Virusgrippe überlassen Sie bitte einem Arzt oder Homöopathen.

Unser Tipp

Wichtigste Maßnahmen bei grippalen Infekten sind Bettruhe, Fasten und Trinken von Früchtetees oder verdünnten Obstsäften.

Mittel bei schwerer Genesung nach einer Grippe	
Arsenicum album C12	Sie spüren eine ängstliche Unruhe, frieren leicht und fühlen sich schnell erschöpft. Sie reagieren überempfindlich und haben großen Durst.
Einnahme	**3 Tage lang 1-mal täglich 5 Globuli**
Gelsemium C6	Bei wochenlangem Angeschlagensein nach einer Grippe mit Temperaturen um 37 bis 38 °C zur besseren Genesung.
Einnahme	**3 Tage lang 2-mal täglich 5 Globuli**
Sulfur C6	Sie haben einen Rückfall bekommen, empfinden einen unangenehmen Druck, Brennen oder aber auch Stiche in Ihrer Brust. Ihre Füße sind kalt, obwohl Ihnen am restlichen Körper heiß ist. Tagsüber verspüren Sie Müdigkeit, nachts schlafen Sie unruhig.
Einnahme	**3 Tage lang 2-mal täglich 5 Globuli**

Mittelbeschreibung bei grippalem Infekt

China C6	Starkes Schwächegefühl mit Frostschauern, verbunden mit Blässe und Blutarmut. Kalte Luft, Berührungen und Bewegung schmerzen.
Einnahme	**3 Tage lang 2-mal täglich 5 Globuli**
Bryonia C6	Verkühlung bei milder Witterung im Frühjahr und Herbst oder in klimatisierten Räumen im Sommer, oft auch nach Zorn oder Unzufriedenheit, erhöhte Empfindlichkeit. Symptome sind vor allem Ruhebedürfnis, Kopf- und Gliederschmerzen, Appetitlosigkeit, Durst auf kalte Getränke. Der Stuhl wird härter, wirkt wie verbrannt.
Einnahme V	**Alle 2 Stunden 3 Globuli** • Bier, warme Anwendungen, heißes Wetter, Bewegung und Anstrengungen sollten Sie jetzt unbedingt vermeiden!
Gelsemium C6	Als Mittel bei grippalen Infekten oder echten Virusgrippen. Symptome sind kein Durst, Kälteschauer, Schüttelfrost mit Übelkeit, dunkelrot gefärbtes und geschwollenes Gesicht, Glieder- und Kopfschmerzen, Ruhebedürfnis, Fließschnupfen, Schluckbeschwerden oder Bronchitis mit schwachem Auswurf, unangenehm riechender Stuhl.
Einnahme	**Alle 2 bis 3 Stunden 3 Globuli; bei Besserung in größeren Abständen**
Rhus toxicodendron C6	Bei fiebrigen Infekten nach nasskalten Tagen. Symptome sind vor allem Nervosität, schmerzende Muskulatur, zunehmende Mattigkeit und Steifigkeit, dazu Halsschmerzen und Schnupfen mit brennend heißem Atem.
Einnahme	**Alle 3 Stunden 3 Globuli**

Hämorrhoiden

Wie äußert sich die Krankheit?

Hämorrhoiden sind sackartige oder knotenförmige Erweiterungen der Venengeflechte im Bereich des Afterschließmuskels. Juckreiz im Analbereich, stechende Schmerzen und hellrote Blutungen mit dem Stuhlgang sind typische Anzeichen. Im fortgeschrittenen Stadium bilden sich diese Erweiterungen nicht mehr selbstständig zurück, es treten vermehrt Brennen, Schmerzen, entzündungsbedingte Feuchtigkeit mit Schleimfluss und schließlich auch sehr schmerzhafte Einrisse (Fissuren) nach dem Stuhlgang auf. Die dadurch bedingten sehr schmerzhaften Schließmuskelkrämpfe erschweren immer mehr die Stuhlentleerung. Hämorrhoiden weisen meist auf Störungen im Verdauungssystem, besonders im Leberstoffwechsel hin. Konsultieren Sie bitte Ihren Arzt.

Hinweis

In der Naturheilkunde sieht man für dieses Beschwerdebild zwei wesentliche Faktoren als Auslöser. Eine individuelle Bindegewebsschwäche und Stauungen im Pfortaderkreislauf. Letztere werden u.a. begünstigt durch Verstopfung, vorwiegend sitzende Lebensweise, Schwangerschaften, Leberbelastungen und mangelnde sexuelle Betätigung.

Unser Tipp

Zur Ausheilung von Hämorrhoiden sind neben einer homöopathischen Konstitutionsbehandlung der Bindegewebsschwäche und der Pfortaderstauung die Beseitigung möglichst vieler auslösender Faktoren notwendig: Dazu gehören eine ballaststoffreiche Ernährung, Verzicht auf warme oder schwere Mahlzeiten nach 18 Uhr, Einschränkung von Süßigkeiten und Alkohol sowie eine ausreichende körperliche Bewegung, eventuell Beckenbodengymnastik.

Achten Sie auf regelmäßige Verdauung und fügen Sie Ihren Speisen öfter Leinsamen oder Weizenkleie zu, die für einen weichen Stuhl sorgen und die Verdauung regulieren.

Bei Hämorrhoiden haben sich die nachstehenden physikalischen Therapien bewährt:

Eine Linderung des Juckreizes führt das kurze Abduschen des Analbereichs vor allem mit kaltem Wasser herbei.

Entzündungshemmend und zusammenziehend (adstringierend) wirken lauwarme Sitzbäder mit Eichenrinde.

Mittelbeschreibung bei Hämorrhoiden

Aesculus C4 **Einnahme V**	Bei äußeren und inneren Hämorrhoiden, die kaum bluten. Brennendes Gefühl im Mastdarm, nächtlicher Juckreiz und Schmerzen im unteren Teil des Rückens. **3-mal täglich 7 Globuli** • Stehen oder längeres Gehen bewirken eine Verschlechterung der Beschwerden. Auch während der Schwangerschaft oder Periode können die Hämorrhoiden schlimmer werden.
Nux vomica C6 **Einnahme B**	Bei inneren Hämorrhoiden, die stark jucken und selten bluten, bei sitzender Lebensweise oder durch zu starken Konsum von Kaffee, Tabak, Alkohol und Abführmitteln. Typisch ist auch Verstopfung mit häufigem, erfolglosem Stuhldrang. Kreuzschmerzen. **2-mal täglich 5 Globuli** • Durch kurze kalte Anwendungen bessern sich die Beschwerden.
Hamamelis C4 **Einnahme**	Bei großen, äußeren Hämorrhoiden, die sich rau anfühlen, pulsieren und leicht bluten. Sehr berührungsempfindlich. Dunkelrotes, geronnenes Blut. Kopf- und Rückenschmerzen, als ob der Rücken durchbrechen wollte. **3-mal täglich 7 Globuli**
Paeonia C4 **Einnahme**	Bei entzündeten Hämorrhoiden mit Rissen, schmerzhaften Geschwüren oder Fistelbildung und nässenden Absonderungen. Sehr berührungsempfindlich, intensive Schmerzen im After während und nach der Stuhlentleerung, beim Gehen. Verstopfung wegen der Schmerzen beim Stuhlgang. **3-mal täglich 7 Globuli**

Halsschmerzen, Angina

Wie äußert sich die Krankheit?

Halsschmerzen können trocken oder mit Verschleimung, mittig oder einseitig links oder rechts, im Rachen oder mehr im Kehlkopfbereich auftreten. Sie äußern sich durch Kratzen, Brennen oder Stechen. Oftmals strahlen die Schmerzen bis zu den Ohren aus. Starke Halsschmerzen werden meist von Viren oder Bakterien verursacht. Oft kündigt sich durch Halsschmerzen eine Erkältung oder Grippe an.

Hinweis

Bei einer Angina sind die Mandeln meist vereitert. In diesem Fall und bei tagelang anhaltenden Halsschmerzen mit Fieber suchen Sie bitte Ihren Hausarzt oder Homöopathen auf.

Unser Tipp

Halsschmerzen bei einer Erkältung können Sie auch mit dem Echinacea Halsspray lindern. Außerdem können Sie mit Salbeitee oder Salzwasser gurgeln, Salzwickel anlegen oder Pastillen mit Isländisch Moos lutschen.

Mittelbeschreibung bei Angina	
Belladonna C6	Plötzliche, starke Halsschmerzen nach kalter Luft. Mandeln und Rachen sind leuchtend rot und geschwollen, oft stärker auf der rechten Seite. Der Mund ist unangenehm trocken, trotz des zusammenschnürenden Gefühls im Hals besteht ein Zwang zum Schlucken. Großer Durst auf kalte Getränke, was jedoch die Schmerzen verschlimmert.
Einnahme V	**Stündlich 5 Globuli; bei Besserung reduzieren** • Kalte Halswickel, Sprechen, Trinken.
Apis C6	Glasige, blassrote Schwellung von Mandeln, Rachen und Gaumen mit brennend-stechenden Schmerzen. Das Zäpfchen hängt geschwollen wie ein prallgefülltes Säckchen im Rachen. Durstlos trotz trockenen Munds.
Einnahme	**Alle 2 Stunden 5 Globuli**

Mittelbeschreibung bei Halsschmerzen	
Phytolacca C6	Mandeln und Rachen sind dunkelrot entzündet, meist durch feuchtkaltes Wetter ausgelöst. Anhaltende stechende, meist rechtsseitige Schmerzen, Gliederschmerzen mit Zerschlagenheitsgefühl und Schwäche.
Einnahme	**Alle 2 bis 3 Stunden 5 Globuli**
Aconitum C6	Die Halsschmerzen entwickeln sich schnell nach Einwirkung von kaltem, trockenem Wind. Der Rachen ist sehr rot und trocken. Schlucken und Sprechen verursachen brennende, prickelnde und stechende Schmerzen.
Einnahme **V**	**Stündlich 3 Globuli** • Kälte und Zug verschlimmern die Halsschmerzen.
Nux vomica C6	Die Halsregion ist rot und fühlt sich an wie verätzt. Nach dem Schlucken von Speisen oder Speichel nimmt der Schmerz zu. Die Halsschmerzen strahlen zu den Ohren aus. Die Trockenheit im Hals erzeugt einen rauen, trockenen und tiefen Husten, der sich nicht löst. Mürrisches, streitsüchtiges Gemüt, dabei stur und eigensinnig.
Einnahme **V** **B**	**3-mal täglich 5 Globuli** • Kalte Luft, Alkohol und Zigarettenrauch verschlimmern die Beschwerden. • Eine Besserung erreichen Sie durch warme Getränke, äußere Wärmeanwendugen und viel Ruhe.
Rhus toxicodendron C6	Bei Heiserkeit mit rauem Gefühl im Hals, bei häufigem Niesen, reichlicher Schleimbildung ohne eigentlichen Schnupfen.
Einnahme **B**	**3-mal täglich 5 Globuli** • Die Halsschmerzen sind morgens beim Erwachen am schlimmsten, durch Reden, Wärme und warme Getränke bessern sie sich.

Heuschnupfen

Wie äußert sich die Krankheit?

Unter Heuschnupfen versteht man eine Allergie gegen bestimmte Blütenpollen. Heuschnupfen tritt daher bevorzugt im Frühjahr auf, wenn die Pollen von Bäumen und Gräsern durch die Luft fliegen. Die üblichen Beschwerden sind Juckreiz in Nase, Augen und Gaumen. Dazu Niesreiz, wässriger Schnupfen und gereizte, überempfindliche Augen. Häufig verschlimmern sich die Symptome nach dem Kontakt mit bestimmten Tieren: Katzen, Hunden, Pferden und Meerschweinchen.

Bei einigen Patienten wechselt sich der Heuschnupfen in Frühjahr und Sommer mit einem eitrigen Schnupfen oder verstopfter Nase in Herbst und Winter ab. Er kann einen leichten, aber auch schweren Verlauf mit Schlaflosigkeit und Gewichtsabnahme haben.

Hinweis

Hinter Allergien wie dem Heuschnupfen verbirgt sich eine ausgeprägte Fehlsteuerung des Immunsystems. Diese ist in vielen Fällen mit Hilfe einer klassischen homöopathischen Behandlung im Rahmen einer Konstitutionsbehandlung von einem erfahrenen Homöopathen heilbar.

Schauen Sie doch auch die unter »Schnupfen« beschriebenen Mittel an.

Unser Tipp

Vor jeder Heuschnupfenbehandlung sollten Sie Ihren Stuhl auf das Vorhandensein krank machender Hefe- oder Schimmelpilze untersuchen lassen. Achten Sie bitte zur Zeit der Gräser- und Baumblüte vor dem Aufenthalt im Freien auf die tägliche Pollenflugvorhersage.

Mittelbeschreibung bei Heuschnupfen	
Allium cepa C6	Bei reichlichem, wässrigem Fließschnupfen, welcher die Nase wund werden lässt; oft in Begleitung mit krampfhaftem Husten, Kehlkopfkitzel. Milder Tränenfluss. Auslöser sind Pollen, feuchtkaltes Wetter, Wind.
Einnahme V	**Alle 2 Stunden 3 Globuli** • In warmen Räumen und bei feuchtwarmer Luft tritt eine Verschlechterung der Beschwerden ein.

Mittelbeschreibung bei Heuschnupfen

Euphrasia C6	Bei reichlichem, mildem Schnupfen. Tränen sind dagegen scharf und wund machend. Häufiges Niesen. Starke Lichtempfindlichkeit.
Einnahme **V**	**Alle 2 Stunden 3 Globuli** • In warmen Räumen und tagsüber tritt eine Verschlechterung ein. Der Tränenfluss wird schlimmer bei Kälte, Wind und Sonnenschein.
B	• Die Beschwerden bei Heuschnupfen bessern sich im Liegen.
Luffa C6	Bei Fließ- oder Heuschnupfen mit dünnflüssigem Sekret, wenn noch Müdigkeit hinzukommt. Außerdem dumpfe Kopfschmerzen von der Stirn zum Nacken. Man verspürt großen Durst.
Einnahme	**3-mal täglich 5 Globuli**
Galphimia glauca C4 **Einnahme**	Zur Erleichterung des allergischen Reizes bei Heuschnupfen. **3-mal täglich 7 Globuli**
Echinacea C3	Zur allgemeinen Umstimmung des Immunsystems empfiehlt sich eine Kur von mindestens 2 bis 4 Wochen Dauer.
Einnahme	**3-mal täglich 7 Globuli**
Nux vomica C6	Bei psychischer und physischer Überempfindlichkeit gegenüber kaltem Luftzug, Licht und Gerüchen. Symptome sind besonders morgens heftiges, anhaltendes Niesen sowie Reizbarkeit.
Einnahme **V**	**2-mal täglich 5 Globuli** • Aufregung, kalte Luft und intensive Gerüche können den Zustand des Patienten sehr negativ beeinflussen.
B	• Eine Besserung tritt meist abends und durch Wärmeeinwirkung ein.

Hexenschuss, Ischiasschmerz

Wie äußert sich die Krankheit?

Von einem Hexenschuss sprechen wir, wenn nach einer falschen Bewegung oder schwerem Heben plötzlich heftige Schmerzen im Bereich der Lendenwirbelsäule einschießen. Der Kranke versucht eine Schonhaltung einzunehmen. Sitzen oder Rückenlage bringen eine gewisse Erleichterung. Häufig wird ein Hexenschuss auch bei dauerhafter psychischer Überlastung wie Problemen am Arbeitsplatz oder in der Partnerschaft, Überarbeitung, Stress oder Kummer ausgelöst.

Bei der Ischialgie breitet sich dieser Schmerz einseitig entlang des Ischiasnervs aus: in das Gesäß, zur Rückseite des Oberschenkels, eventuell auch das Schienbein hinunter bis in den Knöchel oder gar zu den Zehen.

Hinweis

Verspüren Sie Taubheitsgefühle in den schmerzhaften Zonen über einige Tage hinweg oder haben Sie Empfindungsstörungen im Bereich des Unterleibs oder beim Wasserlassen, müssen Sie sich umgehend an einen Orthopäden wenden.

Unser Tipp

Treten Sie psychischen Belastungen mit Entspannungsübungen entgegen. Hierzu eignen sich autogenes Training oder Yoga. Die beste Unterstützung der homöopathischen Behandlung finden Sie in geeigneten krankengymnastischen Übungen. Ich habe die besten Erfahrungen mit Feldenkrais-Gymnastik gemacht.

Auch Behandlungen mit Fußreflexzonenmassage sind empfehlenswert und erleichtern die Schmerzen.

Mittelbeschreibung bei Hexenschuss und Ischiasschmerz	
Arnica C6	Bei Hexenschuss als erstes Mittel, wenn sich der Rücken nach Überanstrengung wund, verrenkt oder wie zerschlagen anfühlt. Dieser Schmerz scheint sich auf den ganzen Körper auszubreiten. **3-mal täglich 5 Globuli**
Einnahme B	• Flaches Liegen und geeignete Massagen bessern die Beschwerden.

Mittelbeschreibung bei Hexenschuss und Ischiasschmerz

Rhus toxico-dendron C6 **Einnahme** **B**	Bei Kreuzschmerzen, bei denen sich der Rücken wie gebrochen oder verrenkt anfühlt. Nach Über-anstrengung (schwerem Heben), Kälte oder Durchnässung. **2-mal täglich 5 Globuli** • Wärme, Massagen und fortgesetzte Bewegung lindern die Schmerzen.
Nux vomica C6 **Einnahme** **V** **B**	Bei Schmerzen der Lendenwirbelsäule nach Bücken in Zugluft. Betroffener kann nur vorn-übergebeugt gehen. Um sich im Bett umzudre-hen, muss er sich zuerst aufsetzen. Reizbarkeit und Überempfindlichkeit. **2-mal täglich 5 Globuli** • Pressen beim Stuhlgang, Bücken und Aufrich-ten verursachen starke Schmerzen. • Wärme und Ruhe bessern die Beschwerden.
Bryonia C6 **Einnahme** **B**	Durch Drehbewegung nach Erhitzung und Abküh-lung. Starke Reizbarkeit. **2-mal täglich 5 Globuli** • Druck, Liegen auf der schmerzhaften Stelle und kühle Anwendungen bessern.
Colocynthis C6 **Einnahme** **V** **B**	Bei blitzartig einschießenden Schmerzen nach Kränkung oder Zorn. Auch bei periodisch auftre-tenden, krampfartigen Ischialgien. Muskelkräm-fe und Taubheitsgefühl. Heftige Beschwerden im Hüftgelenk. **2-mal täglich 5 Globuli** • Jede Gemütserregung, Berührung und Kälte verschlimmern die Beschwerden. • Linderung verschaffen das Anziehen der Beine, Liegen auf der schmerzhaften Seite, Ruhe und Wärme.

Husten

Wie äußert sich die Krankheit?

Durch Husten versucht der Körper, Fremdkörper aus der Lunge oder den Atemwegen zu befördern. Beim normalen Husten handelt es sich meistens um eine Verschleimung der oberen Atemwege oder des Rachens. Als Folge hiervon fließt Schleim den Rachen hinunter und löst den Hustenreiz aus.

Hinweis

Bei schweren Verlaufsformen, bei chronischen Bronchialerkrankungen oder wenn die ersten beiden ausgewählten Mittel nicht helfen, sollten Sie sich an einen erfahrenen Homöopathen wenden, bei längerem trockenem Reizhusten oder Husten mit blutigem oder eitrigem Auswurf suchen Sie bitte Ihren Arzt auf.

Unser Tipp

Ein warmer Tee mit Honig ist ein altbewährtes Mittel gegen Husten. Die Naturheilkunde kennt eine Vielzahl von Heilpflanzen, welche die Schleimbildung fördern oder den Auswurf erleichtern, wie Huflattich oder Malve. Am besten fragen Sie Ihren Apotheker um Rat.

Mittelbeschreibung bei Husten	
Ipecacuanha C6	Bei feuchtwarmem Wetter, im Frühling oder nach zu langem Aufenthalt in kalter Winterluft. Zwei Arten von Husten sind typisch: Die trockene Form mit Atemnot wird ausgelöst durch einen Kitzelreiz im Kehlkopf mit geringem Auswurf, der Übelkeit und Erbrechen hervorruft. Oder ein lockerer Husten mit großer Schleimansammlung in der Brust und grobem Rasseln. Der Schleim ist so zäh, dass er kaum abgehustet werden kann. Speisen, Galle und Blut können erbrochen werden, die Zunge bleibt dabei sauber. Das Gesicht kann rot oder bläulich anlaufen, die Nase bluten.
Einnahme V	**Alle 2 Stunden 5 Globuli** • Wärme und Milch verschlechtern den Husten.

Mittelbeschreibung bei Husten

Belladonna C6	Meist bei trockenem, kaltem Wetter oder in Zeiten größerer Anspannung in der Familie. Plötzlich und heftig auftretender, trockener, bellender, zuweilen krampfartiger Husten. Ein Kitzeln oder Kratzen im sehr trockenen Kehlkopf löst den Hustenreiz aus. Bei Kindern plötzliches Auffahren aus dem Schlaf mit Weinen vor, während oder nach dem Husten.
Einnahme	**Anfangs stündlich, bei Besserung 3- bis 1-mal täglich 5 Globuli**
Drosera C6	Bei Krampf- und Kitzelhusten bis zum Erbrechen von zähem Schleim oder Speisen mit Nasenbluten. Die heftigen Hustenattacken treten anfallsweise auf und ermöglichen es kaum, Luft zu holen. Es kommt zu Atemnot mit Erstickungsgefühlen und roter Gesichtsfärbung. Tiefe, heisere Stimme. Durchfall. Unerträgliche, stechende Schmerzen in der Brust. Kinder sind unruhig, ängstlich und reizbar.
Einnahme	**3-mal täglich 5 Globuli**
Bromum C6	Rasselnde Atemgeräusche bei trockenem krampfhaftem und pfeifendem Husten. Äußerste Heiserkeit bis zum Stimmverlust, dazu Durchfall oder Asthma.
Einnahme	**3-mal täglich 5 Globuli; bei Besserung 2- bis 1-mal 5 Globuli**
Hyoscyamus C6	Trockener, zuweilen auch krampfartiger Husten, der sich nachts deutlich verschlimmert und meist unmittelbar nach dem Hinlegen beginnt; tritt vor allem häufig in Zeiten starker innerer Anspannung auf.
Einnahme	**3-mal täglich 5 Globuli**

Lebensmittel-
vergiftung

Wie äußert sich die Krankheit?

Wenn Lebensmittel größere Konzentrationen an Krankheitserregern, Bakteriengiften, pflanzlichen und tierischen Giftstoffen oder Chemikalien enthalten, reagiert der Körper mit Leibschmerzen, Übelkeit, Erbrechen, Durchfall, eventuell auch mit Fieber und Schüttelfrost.

Hinweis

Das Auslösen von Erbrechen ist nur dann zweckmäßig, wenn der verdorbene Zustand von Speisen bereits unmittelbar nach dem Verzehr bemerkt wird.

Wenn möglich, sollten Sie die genaue Ursache der Vergiftung durch einen Arzt feststellen lassen. Beim Verdacht einer Pilzvergiftung müssen Sie sich umgehend an den Notarzt wenden.
Bitte lesen Sie auch unter »Durchfall« und »Erbrechen« nach.

Unser Tipp

Begleitend zu einem der angeführten Mittel ist so oft die Einnahme von medizinischer Kohle sinnvoll.
Der Gefahr einer Austrocknung können Sie durch Zufuhr von Mineralsalzlösungen begegnen.
Trinken Sie verdünnte Obst- und Gemüsesäfte oder wenig gewürzte Gemüsebrühe.

Mittelbeschreibung bei Lebensmittelvergiftung	
Arsenicum album C12	Nach Lebensmittelvergiftungen durch verdorbenes Fleisch, Wurstwaren, Fisch, Meeresfrüchte, alten Käse, verdorbenes Fett, Eis, Gemüse und schlechten Wein. Erbrechen und Durchfall mit großer Unruhe, Angst und Schwäche. Großer Durst nach kleinen Mengen, kalte Getränke werden schneller wieder erbrochen.
Einnahme	**Anfangs Halbstündlich 3 Globuli, dann nach jedem Durchfall oder Erbrechen**
V	• Nach Mitternacht und nach Essen und/oder Trinken verschlimmern sich die Beschwerden.

Mittelbeschreibung bei Lebensmittelvergiftung

Carbo vegetabilis C12	Nach Vergiftungen durch verdorbene Eier und eierhaltige Speisen, durch verdorbene Wurstwaren oder Meeresfrüchte. Auch bei Gastritis und Nahrungsmittelallergie erfolgreich anwendbar. Brechdurchfall, der zu einem kollapsähnlichen Zustand mit starkem Schwindel und Erstickungsgefühl im Hals führt. Zunehmende Atemnot durch den extrem aufgetriebenen Bauch. Gefahr des Herzstillstands. Ohnmachtsgefühl. Krampfartige, brennende Magenschmerzen. Trotz des Kältegefühls besteht ein starkes Bedürfnis nach frischer Luft.
Einnahme **V** **B**	**Halbstündlich 3 Globuli; bei Besserung nur noch nach jedem Durchfall oder Erbrechen** • Bettwärme verschlimmert den Zustand. • Durch Aufstoßen und nach Blähungsabgang tritt meist eine erhebliche Besserung ein.
Belladonna C6	Nach einer Lebensmittelvergiftung, verursacht durch verdorbene Wurstwaren. Kolikartige Magenschmerzen mit hochrotem Gesicht und äußerst trockenen Schleimhäuten.
Einnahme	**Halbstündlich 5 Globuli; bei Besserung nur noch nach jedem Durchfall oder Erbrechen**
Pulsatilla C6	Bei Beschwerden nach verdorbenem Obst, Eis und fetten, schweinefleischhaltigen Wurstwaren. Es kann bis zum Galleerbrechen kommen. Trotz des Flüssigkeitsverlusts besteht kein Durst. Der Kranke benötigt frische Luft.
Einnahme **V** **B**	**Halbstündlich 5 Globuli; bei Besserung nur noch nach jedem Durchfall und Erbrechen** • In geschlossenen Räumen tritt eine Verschlechterung ein. • Bewegung und frische Luft bessern den Zustand.

Nerven-schmerzen

Wie äußert sich die Krankheit?

Nervenschmerzen treten meist blitzartig und einseitig an Armen, Beinen, entlang der Rippen oder als gefürchtete Gesichtsneuralgien auf. Oft gehen den Schmerzen unangenehme Empfindungen wie Hitzegefühl oder »Ameisenlaufen« voraus.
Sie können ausgelöst werden durch Abkühlung, Wetterwechsel, Föhn, bestimmte ungeschickte Bewegungen. Ärger oder Erregung; gelegentlich auch ohne erkennbare Ursachen.

Hinweis

Anhaltende neuralgische Schmerzen können die betroffenen Menschen zermürben.
Das Simile, das individuell zu dem Menschen und seinen Beschwerden passende homöopathische Arzneimittel, kann hier oft schnelle Abhilfe schaffen.

Unser Tipp

Neben Johanniskrautöl erweisen sich Einreibungen mit der Einnahmelösung der Bach'schen Notfalltropfen (Rescue Remedy) oder auch der Notfallcreme immer wieder als lindernd.

Mittelbeschreibung bei Nervenschmerzen	
Aconitum napellus C6	Nach Einwirkung von trockener Kälte oder Fahrtwind kommt es bei ängstlichen Menschen plötzlich zu heftigen Neuralgien mit Rötungen und leichten Schwellungen, oft im Bereich des Trigeminusnervs, mit Kribbeln und Taubheitsgefühlen. Die schneidenden Schmerzen treiben den Kranken zur Verzweiflung, ruhelos wirft er sich nachts im Bett hin und her.
Einnahme	**Halbstündlich 5 Globuli; bei Besserung 1- bis 2-mal täglich 5 Globuli**
V	• Durch Kälte, kalten Wind und Zugluft verschlechtern sich die Schmerzen. Auch Erregung, helles Licht und laute Geräusche sind äußerst unangenehm.

Mittelbeschreibung bei Nervenschmerzen

Magnesium phosphoricum C12	Bei anfallsweise auftretenden bohrenden Schmerzen im Bereich des Gesichts, der Zähne, der Ohren und des Ischiasnervs. Der Kranke fühlt sich matt und erschöpft.
Einnahme	**Stündlich 3 Globuli; bei Besserung 1- bis 2-mal täglich 5 Globuli**
B	• Wärme, warme Bäder, warme Umschläge und eine Druckmassage lindern die Schmerzen.
Hypericum C6	Für Nervenschmerzen nach schweren Schnittverletzungen und Amputationen, nach eingequetschten Fingerspitzen (zuvor Arnika!), nach Rückenmarkspunktionen, bei Nervenwurzelreizungen durch Wirbelsäulen- und Rückenmarkserkrankungen, bei Steißbeinschmerzen nach der Geburt. Dabei Taubheit oder ein Gefühl wie Ameisenlaufen.
Einnahme	**2- bis 3-mal täglich 5 Globuli**
Mezereum C6	Nach dem Abklingen von Hautausschlägen auftretende brennend-scharfe, schießende oder ziehende Schmerzen
Einnahme V	**2-mal täglich 5 Globuli**
	• Besonders nachts, bei feuchtkaltem Wetter und nach kalt Waschen und Wetterwechsel können Verschlechterungen des Zustands auftreten.
B	• Warme Einhüllung lindert die Beschwerden.
Chamomilla C6	Bei schießenden oder pulsierenden, einseitigen Gesichtsneuralgien nach feuchtkalter Luft, Wind oder nach Kaffeegenuss, die zu den Zähnen oder Ohren ausstrahlen können. Heißes, gerötetes Gesicht mit heißem Schweiß. Überempfindlichkeit.
Einnahme	**Stündlich 5 Globuli; bei Besserung 1- bis 2-mal täglich 5 Globuli**

Ohrenschmerzen

Wie äußert sich die Krankheit?

Gereiztheit, leichtes Fieber, plötzliches Aufschreien oder Bauchschmerzen sind bei Säuglingen und Kleinkindern oft Anzeichen einer Mittelohrentzündung.
Die Ohrenschmerzen treten oft nachts und äußerst heftig auf.

Hinweis

Bitte überprüfen Sie durch Druck auf den Warzenfortsatz (die knöcherne Vorwölbung hinter dem Ohr), ob die Schmerzen auch diesen Bereich erfasst haben. Wenn ja, müssen Sie einen Facharzt aufzusuchen. Kann der Kranke im Liegen den Kopf nur unter Schmerzen oder gar nicht heben, müssen Sie ebenfalls einen Arzt verständigen (Verdacht auf Meningitis).

Unser Tipp

Zum Einträufeln in die Ohren empfehlen sich Aconitum compositum, Ohrentropfen oder auch die wässrige Einnahmelösung der Bach'schen Notfalltropfen, dreimal täglich zwei bis drei Tropfen.

Mittelbeschreibung bei Ohrenschmerzen	
Belladonna C6	Bei heftig klopfenden, hämmernden oder pulsierenden Schmerzen, vorwiegend auf der rechten Seite. Der Patient hat ein rotes Ohr oder einen hochroten Kopf, die Pupillen sind erweitert. Hitze- und Völlegefühl in Ohr und Gesicht.
Einnahme V B	**Halbstündlich 3 Globuli; bei Besserung seltener** • Durch Kälte, Licht und/oder Erschütterung kann eine Verschlechterung auftreten. • Wärme und Ruhe verbessern den Zustand des Patienten.
Chamomilla C6	Hauptsächlich für zahnende Kinder. Charakteristisch: Eine Backe ist rot, die andere blass. Auch in Verbindung mit Halsschmerzen.
Einnahme B	**Halbstündlich 3 Globuli** • Nur Ablenkung oder ständiges Herumtragen bessern den Zustand der Kinder.

Mittelbeschreibung bei Ohrenschmerzen

Pulsatilla C6	Meist rechtsseitige Ohrenschmerzen durch Kälte oder als Folge eines eitrigen Schnupfens. Man hat das Gefühl, als sei das Ohr verstopft. Das äußere Ohr kann geschwollen und gerötet sein. Die Kranken sind weinerlich, launisch, anlehnungsbedürftig.
Einnahme	**Alle 2 Stunden 5 Globuli; bei Besserung seltener**
V	• Abends und nachts sowie in warmen Räumen tritt eine Verschlechterung des Zustands ein.
B	• Die Beschwerden bessern sich im Freien und im Kühlen.
Apis C6	Bei stechenden, brennenden Schmerzen, besonders beim Schlucken, oft in Verbindung mit Halsschmerzen. Typisch ist eine ödematöse, rosa Schwellung des Trommelfells, der Erguss im Mittelohr scheint durch. Eine rosafarbene Schwellung des Rachens und Zäpfchens ist möglich.
Einnahme	**Halbstündlich 3 Globuli**
V	• Durch Wärme und Berührung, beim Schlucken und Kauen schmerzt das Ohr heftiger.
B	• Eine Besserung erzielen Sie durch kalte Anwendungen am Ohr.
Aconit C6	Bei heftigen, meist linksseitigen Ohrenschmerzen, sie treten häufig kurz vor Mitternacht auf, zu Beginn (Schüttel-)Frost, heiße Haut. Der Patient ist unruhig und ängstlich. Das Ohr ist rot und heiß. Überempfindlichkeit gegen Geräusche. Extremste Schmerzen.
Einnahme	**Halbstündlich 3 Globuli**
V	• Gegen 23 Uhr und in sehr warmen Räumen verschlimmert sich der Zustand.

Reiseapotheke

Das sollten Sie dabeihaben

Mit der nachstehenden Liste an homöopathischen Mitteln für Ihre Reiseapotheke sind Sie bei Ihrer nächsten Reise gegen die meisten unvorhergesehenen Notfälle gerüstet. Vergessen Sie bitte nicht, die Mittel für Ihre sonstigen Beschwerden mitzunehmen.

Bei Beschwerden, die wie auf Seite 46 beschrieben typisch für die Reise sind, sollten Sie sich an folgende Dosierungen halten:
• 3-mal täglich 3 bis 5 Globuli des empfohlenen homöopathischen Mittels in der Potenz C6
• Bei stagnierenden Schmerzen: 1-mal täglich 5 Globuli C12, bis die Besserung eintritt
• Abschließend 1-mal 3 Globuli

Die homöopathische Reiseapotheke im Überblick	
Acidum carbolicum C6	Reiseübelkeit
Aconitum napellus C6	Vor allem bei Fieber, Nervenschmerzen nach Kälte, aber auch bei Ohrenschmerzen durch Zugluft oder bei einem Sonnenstich
Alumen C6	Verstopfung, Husten
Arsenicum album C12	Übelkeit mit Durchfall, nach Speiseeis, Fleisch- und Fischvergiftung
Belladonna C6	Hitzschlag, Sonnenbrand, auch bei Abszessen und Eiterungen
Borax C6	Ohrenschmerzen im Flugzeug
Cantharis C6	Sonnenbrand, Hautausschlag
Cinnamomum C6	Reiseübelkeit mit häufigem Aufstoßen
Cocculus C6	Reiseübelkeit, Jetlag

Die homöopathische Reiseapotheke im Überblick

Coffea C30	Schlafbeschwerden, Kopfschmerzen
Colchicum C6	Geruchsüberempfindlichkeit, Reiseübelkeit
Ferrum phosphoricum C12	Sonnenbrand, Erschöpfung, Fieber, Entzündungen, Erkältungen
Glonoinum C6	Kopfschmerzen, Hitzschlag
Lycopodium C6	Blähungen, Verstopfung, Erkältungen
Nux vomica C6	Erkältungen, Fieber, Empfindlichkeit bei Zugluft, Sodbrennen
Okoubaka C3	Prophylaxe gegen Reisedurchfall
Opium C6	Verstopfung
Petroleum C6	Magen- und Darmbeschwerden, Reiseübelkeit, Schwindel
Pulsatilla C6	Erkältungen, kalte Füße, Menstruationsbeschwerden
Silicea C12	Starkes Schwitzen, Verstopfung, Eiterungen
Staphisagria C6	Blasenbeschwerden, sexuelle Überreizung, Schnittwunden
Tabacum C6	Reiseübelkeit, Schwindel
Urtica urens C6	Fischvergiftung, Hautausschläge
Veratrum album C6	Brechdurchfall

Reisekrankheit und -übelkeit

Wie äußert sich die Krankheit

Unter dem Begriff »Reisefieber« werden Beschwerdebilder zusammengefasst, die sich als Unruhe- oder Angstzustände sowie auch als Anpassungsschwierigkeiten mit den verschiedensten vegetativen Symptomen bemerkbar machen.

Bei der Reiseübelkeit zeigt unser Gleichgewichtsorgan Probleme bei der Verarbeitung sich permanent wechselnder Ortsverhältnisse. Übelkeit, Lufthunger, Erbrechen, Schweißausbrüche und Überempfindlichkeit sind die bekanntesten Folgen.

Hinweis

Auch gegen Reisefieber und Reiseübelkeit kann man sich eine kleine homöopathische Apotheke zusammenstellen. Weitere Mittel finden Sie in der homöopathischen Reiseapotheke auf Seite 44 und unter »Durchfall« und »Erbrechen«.

Unser Tipp

Leiden Sie unter den Symptomen einer Reisekrankheit, planen Sie vor Reiseantritt ein bis zwei Urlaubstage zu Hause mit ein, um sich körperlich wie mental auf die Reise vorzubereiten. Packen Sie Ihre Sachen in Ruhe, und hetzen Sie nicht zum Bahnhof.

Mittelbeschreibung bei Reisekrankheit	
Aconitum C6	Bei Reisefieber, Herzklopfen, Angst vor dem Fliegen. Auch bei sonstigen Reiseschocks und -schrecken (bei Unfällen) ist Aconitum ein sicheres Mittel. Dann sollten Sie halbstündlich 5 Globuli einnehmen, bis die Beschwerden leichter werden.
Einnahme	**Je 5 Globuli am Abend und 30 Minuten vor Reiseantritt**
Coffea C6	Wenn nervöse Erregung, Ruhelosigkeit, Herzklopfen die Reisevorbereitungen und die Nachtruhe stören. Bitte keinen Kaffee trinken!
Einnahme	**Je 5 Globuli abends und etwa 30 Minuten vor Reiseantritt**

Mittelbeschreibung bei Reisekrankheit

Nux vomica C6	Bei Problemen mit der Zeitumstellung: Schlaf- und Appetitstörungen, Verstopfung, schlechtes Allgemeinbefinden. Auch eine große Reizbarkeit, Überempfindlich- keiten gegen Zugluft, Temperaturschwankungen, Geräusche und Düfte wie Parfüm und Tabak- rauch sind typisch.
Einnahme	**Je 5 Globuli am Tag vor der Abreise sowie kurz vor Reiseantritt, gegebenenfalls 1- bis 2-mal täglich in den ersten Tagen nach der Ankunft**
Cocculus C6	Wenn zu Problemen mit der Zeitumstellung noch Übelkeit und Erbrechen hinzukommen, eventuell auch Schwindel und Schwäche. Besondere Kennzeichen für Cocculus: große Traurigkeit.
Einnahme	**Je 5 Globuli vor Abreise und nach Ankunft; bei Reiseübelkeit halbstündlich 3 Globuli**
B	• Vermeiden Sie Schlafmangel, und legen Sie sich zwischendurch öfter hin!
Petroleum C6	Ständige Übelkeit während einer Auto- oder Bus- reise. Hungergefühl trotz Übelkeit; Schwindel.
Einnahme	**Halbstündlich 3 Globuli**
V	• Bei Bewegung, in die Höhe blicken und flaches Liegen verschlimmert sich die Übelkeit.
Tabacum C6	Bei Reiseübelkeit mit blasser oder grüngelber Haut, kaltem Schweiß und viel Speichelfluss. Der Betroffene fühlt sich entsetzlich elend und muss während der Fahrt die Augen möglichst geschlossen halten.
Einnahme	**Halbstündlich 3 Globuli**
V	• Wärme und Tabakrauch verschlimmern.
B	• Öffnen der Kleidung und Sitzen mit geschlosse- nen Augen bessern.

Schnupfen

Wie äußert sich die Krankheit?

Der einfache Schnupfen ist eine Viruserkrankung und zeigt sich in wässrigen oder schleimigen Nasenabsonderungen, Niesreiz und einem geschwächten Allgemeinbefinden.

Kommt es darüber hinaus zu einer bakteriellen Infektion der Nasen- und Nebenhöhlenschleimhäute, wird das Sekret gelb oder grünlich eitrig; Schmerzen im Gesichts- und Stirnbereich können hinzukommen.

Hinweis

Der banale Schnupfen ist für die Homöopathie nichts anderes als eine Reinigungsreaktion des Körpers über die Schleimhäute. Wer jedoch unter chronischem Schnupfen leidet, der sollte eine Stuhluntersuchung auf Darmparasiten vornehmen lassen. Auch ein Allergietest (Heuschnupfen!) kann sinnvoll sein.

Beachten Sie bitte auch die Empfehlungen unter »Erkältungen«, »Fieber«, »Grippaler Infekt« und »Heuschnupfen«.

Unser Tipp

Bei der homöopathischen Behandlung des Schnupfens kommen eine sehr große Anzahl von Mitteln infrage. Deshalb sollten Sie so lange abwarten, bis Ihre Symptomatik eindeutig auf eines der folgenden Mittel hinweist. Ist dies nicht der Fall, wenden Sie sich bitte an einen erfahrenen Homöopathen, oder trösten Sie sich mit der alten Erfahrung: Ein Schnupfen dauert behandelt nur eine Woche, unbehandelt dagegen sieben Tage.

Mittelbeschreibung bei Schnupfen	
Sambucus C6 **Einnahme**	Bei verstopfter Nase ohne Absonderungen, Schniefen. Nachts Erstickungsanfälle möglich, da sich die Entzündung auf den Rachen ausbreitet. **Alle 2 bis 3 Stunden 5 Globuli**
Arsenicum album C12 **Einnahme**	Bei dünnem und wässrigem Sekret, auch brennend. Bei ängstlichen, ständig frierenden Patienten mit Durst auf häufige, kleinere Mengen. **2-mal täglich 5 Globuli**

Mittelbeschreibung bei Schnupfen

Pulsatilla C6	Bei abwechselndem Fließ- oder Stockschnupfen: Am Morgen und vor allem in frischer Luft ist die Nase ganz frei, abends und in warmen Räumen verstopft sie zusehends. Geschmacks- und Geruchssinn können vorübergehend verloren gehen. Mangel an Appetit und Durst.
Einnahme	**3-mal täglich 5 Globuli; bei Besserung 1-mal täglich 5 Globuli**
V	• Besonders abends und nachts im Bett und in überhitzten Räumen werden die Beschwerden schlimmer.
B	• Bei Bewegung und in frischer Luft lässt der Schnupfen nach.
Belladonna C6	Der Schnupfen wird ausgelöst durch zu langen Aufenthalt in der Kälte oder durch Verkühlen der Kopfhaut nach Haareschneiden oder Haarewaschen. Die Nase schwillt an, wird rot und heiß und läuft nur einseitig.
Einnahme	**Alle 2 bis 3 Stunden 5 Globuli**
Nux vomica C6	Besondere Erkältungsneigung bei trockenem, kaltem Wetter. Bei Stress oder Ärger reicht dann schon ein kurzer, ungeschützter Kältekontakt wie Zugluft, Nasswerden, Haareschneiden, Kaltwerden von Füßen, Rücken oder Gesäß. Der Schnupfen ist mild und schleimig-dünnflüssig. Die Nase läuft am Tag, besonders in der Frühe und in der Kälte. Nachts und in warmen Räumen ist immer eine Nasenseite abwechselnd verstopft. Häufig tritt Niesreiz in kalter Luft auf.
Einnahme	**3-mal täglich 5 Globuli**
V	• Der Aufenthalt in warmen Räumen und Tabakrauch verschlimmern den Zustand.

Schwanger-schaftsleiden

Bei sämtlichen Beschwerden in der Schwangerschaft und im Wochenbett richten Sie sich bitte nach folgender Dosierungsvorschrift:

• 1-mal täglich vor dem Frühstück 5 Globuli in der Potenz LM18

Übelkeit während der Schwangerschaft	
Sepia	Bei Morgenübelkeit. Gelüste nach Saurem. Abneigung gegen Fleisch und gekochte Milch.
Ipecacuanha	Bei ständiger Übelkeit. Verlangen nach Pralinen, Eis und Obst. Vermehrte Speichelproduktion. Leichte Reizbarkeit.
Nux vomica	Brechreiz und Übelkeit, verbunden mit einem sauren Geschmack. Neigung zu Reizbarkeit, Gehetztsein, Lärm- und Geruchsempfindlichkeit. Blähungen, Verstopfung.

Rückenschmerzen während der Schwangerschaft	
Aesculus	Dumpfe, lang anhaltende Schmerzen in den Hüften und im Bereich des unteren Rückens.
Bryonia	Ziehende, spannende und reißende Schmerzen bei Bewegung. Steifigkeit im Rücken.
Aletris und Cocculus	Bei heftigen Rückenschmerzen und gleichzeitigem Erbrechen. Aletris auch bei Gebärmuttersenkung, Cocculus bei Traurigkeit und Gliederschmerzen.
Kalium carbonicum	Stechende Rückenschmerzen am Nachmittag oder beim Liegen. Starkes Erschöpfungsgefühl.

Traurigkeit/Melancholie während der Schwangerschaft	
Ignatia	Gegen das ständige Kummergefühl, das durch die hormonelle Umstellung ausgelöst wird.

Blasenbeschwerden während der Schwangerschaft	
Cantharis	Bei Beschwerden der Blase, Nieren oder Harnröhre. Lang anhaltender, heftiger Drang. Nur wenige Tropfen beim Wasserlassen, dabei brennende, schneidende Schmerzen. Kreuzschmerzen.
Nux vomica	Bei krampfartigen Schmerzen. Häufige Toilettengänge mit wenigen Tropfen.

Krampfadern während der Schwangerschaft	
Hamamelis	Bei schmerzhaften Krampfadern jeglicher Art. Harte, überempfindliche Venen.
Pulsatilla	Gegen bläuliche, schmerzhaft angeschwollene Venen. Widerwille gegen fette Speisen.
Calcium fluoratum	Bei allen Arten von Bindegewebsschwäche. Bedürfnis, die Beine hochzulegen.
Carbo vegetabilis	Bei Krampfadern der äußeren Geschlechtsorgane. Kalte Unterschenkel, schmerzhaftes Wasserlassen. Aversion gegen Essensgeruch.
Zincum metallicum	Gegen unruhige Beine, Brennen und Hitze, Empfindlichkeit der Fußsohlen.
Graphites	Bei Ausschlägen am ganzen Körper und in Form kleiner, juckender Pickel auf Krampfadern.

Erleichterung bei Wehen und Geburt

Caulophyllum C4 **Einnahme**	Zur allgemeinen Erleichterung der Geburt. Beginnen Sie bereits einige Wochen vor der Geburt mit der Einnahme. **3-mal täglich 5 Globuli**
Cimicifuga C6 **Einnahme**	Zur Erleichterung der Geburt bei zu Hysterie neigenden Frauen. Reißende Schmerzen. Verkrampfter Muttermund. **Stündlich 3 Globuli**
Arnica C30 **Einnahme**	Verringerung der Blutungen während der Geburt. Scheidenrisse und Darmschnitte heilen schneller. **1-mal täglich 3 Globuli; nach der Geburt: 3 Tage**
Aconit C6 **Einnahme**	Gegen Ruhelosigkeit und Angstzustände über das Gelingen der Geburt. Sehr häufiges Einsetzen der Wehen in unregelmäßigen Abständen. **Halbstündlich 3 Globuli**
Belladonna C6 **Einnahme**	Bei ebenso plötzlich einsetzenden wie vorübergehenden Wehen. Empfehlenswert bei der ersten Geburt und für sportliche Frauen mit Verkrampfungen. **Halbstündlich 3 Globuli**
Nux vomica C6 **Einnahme**	Für nervöse, empfindsame Frauen, die gegen jegliche Störung überempfindlich reagieren, ihr Kind aber in aller Ruhe zur Welt bringen wollen. **Stündlich 3 Globuli**
Chamomilla C6 **Einnahme**	Die Gebärende reagiert gereizt, empfindlich und weist jede Hilfe ab. Geburt mit starken Schmerzen, die im unteren Bereich des Rückens beginnen und auf die Schenkelinnenseiten ausstrahlen. **Halbstündlich 3 Globuli**

Probleme beim Stillen

Belladonna C6 Einnahme	Bei Brustentzündung mit reichlicher Milch. Die Brüste sind rot, heiß und geschwollen. **Alle 2 Stunden 3 Globuli**
Phytolacca C6 Einnahme	Überdurchschnittliche Milchproduktion. Empfindliche, hart geschwollene Brüste. Gliederschmerzen. Nervosität und Rastlosigkeit/Unruhe. **Alle 2 Stunden 3 Globuli**
Lac defloratum C6 Einnahme	Zu geringe oder keine Milchproduktion, Niedergeschlagenheit und Durst. **3-mal täglich 3 Globuli**
Pulsatilla C6 Einnahme	Wenig dünne oder wässrige Milch. Entzündete Brüste und extreme Schmerzen beim Stillen. **3-mal täglich 3 Globuli**
Bryonia C6 Einnahme	Brustentzündung nach körperlicher Überanstrengung. Milchstau mit stechenden oder schießenden Schmerzen beim Ansaugen, oft auch Fieber. **Alle 2 Stunden 3 Globuli**

Bei Anfangsproblemen beim Säugling

Antimonium crudum C12 Einnahme	Wenn das Kind die Milch in einem Schwall erbricht und danach das Essen verweigert. **2-mal täglich 3 Globuli**
Chamomilla C6 Einnahme	Bei Bauchschmerzen und Geschrei des Säuglings. **Alle 2 bis 3 Stunden 3 Globuli**
Magnesium phosph. C12 Einnahme	Bei Blähungen und Bauchschmerzen, die nachlassen, wenn die Darmgase abgehen. **2-mal täglich 3 Globuli**

Sehnenscheidenentzündung

Wie äußert sich die Krankheit?

Einige Sehnen, die an Knochen anliegen, sind in flüssigkeitsgefüllte Hüllen eingebettet, um eine reibungsfreie Funktion zu gewährleisten. Durch ungewohnte, zu schnelle oder zu häufige Bewegungen können sich Sehnenscheiden an Handgelenken, Handinnenflächen oder an den Fußknöcheln entzünden.
Schmerzen im betroffenen Gebiet sowie knarrende Geräusche bei Bewegungen sind typisch. Gelegentlich treten auch knotige Anschwellungen auf.

Hinweis

Nicht nur Sportler sind von Sehnenscheidenentzündungen betroffen, auch Menschen, die viel stricken, Klavier spielen oder Schreibmaschine schreiben, haben darunter zu leiden.

Unser Tipp

Bei Sehnenscheidenentzündungen lindert Wärme nicht grundsätzlich. Probieren Sie bitte aus, welche Temperatur Ihnen gut tut, d.h. den Schmerz lindert.
Meist ist eine Ruhigstellung für einige Tage mit Hilfe von Pflasterverbänden, elastischen Binden oder Bandagen günstig.

Mittelbeschreibung bei Sehnenscheidenentzündung	
Arnica C6 **Einnahme** **V**	Bei Sehnenscheidenentzündungen infolge von Prellungen, Verstauchungen und anderen stumpfen Verletzungen. **2-mal täglich 5 Globuli; bei Besserung noch einige Tage 1-mal 5 Globuli** • Bei Berührung, Erschütterung und feuchter Kälte tritt häufig eine Verschlechterung der Beschwerden auf.
Belladonna C6 **Einnahme**	Sehr typisch: Die Schmerzen erscheinen urplötzlich und verschwinden ebenso schnell wieder. Die Schwellung ist gerötet und heiß. Der Patient ist unwillig und wütend. **Alle 2 bis 3 Stunden 5 Globuli**

Mittelbeschreibung bei Sehnenscheidenentzündung

Rhus toxico-dendron C6	Bei Sehnenscheidenentzündungen, die nach Überanstrengung, meist bei feuchtkalter Witterung, auftreten. Typisches Erkennungszeichen für dieses Mittel: Besserung der Beschwerden bei fortdauernder Bewegung. Die erste Bewegung dagegen löst heftige Schmerzen aus.
Einnahme	**2-mal täglich 5 Globuli; bei Besserung noch einige Tage 1-mal 5 Globuli**
V	• Bei Nässe und feuchtkalter Witterung werden die Beschwerden schlechter.
B	• Wärme, warme Anwendungen und andauernde Bewegung erleichtern die Schmerzen.
Bryonia C6	Bei stechenden Schmerzen, wenn der entzündete Bereich geschwollen und heiß ist. Oft nach Überanstrengung, falschen Bewegungen oder nach Verkühlen nach körperlicher Anstrengung.
Einnahme	**2-mal täglich 5 Globuli**
V	• Bei der geringsten Bewegung schmerzt das betroffene Körperteil.
B	• Die Beschwerden werden nur besser bei völliger Ruhigstellung oder gezieltem Druck auf die schmerzhafte Stelle.
Symphytum C4	Bei Sehnenscheidenentzündungen mit charakteristisch prickelnd-stechenden Schmerzen.
Einnahme	**3-mal täglich 5 Globuli**
Nux vomica C6	Wenn die Entzündung am linken Arm auftritt, als Folge von Verkühlung oder Zugluft. In Stressphasen besonders häufig.
Einnahme	**2-mal täglich 5 Globuli**
V	• Durch nervliche Anspannung in der Kälte oder bei Zug verschlechtern sich die Beschwerden.

Sodbrennen

Wie äußert sich die Krankheit?

Sodbrennen zeigt sich als lästiges Aufstoßen mit unangenehmen bis ätzend-brennenden Empfindungen entlang der Speiseröhre, welche bis in den Mund hinein aufsteigen können.

Hinweis

Hintergrund des Sodbrennens ist meist eine länger anhaltende Überforderung des Verdauungstrakts infolge Fehlernährung, unregelmäßiger Mahlzeiten und Stress.

Unser Tipp

Ein zu trockener Wein, eine zu fette Mahlzeit, eine zu hektische Konferenz: Für lästiges und schmerzhaftes Sodbrennen gibt es viele Gründe. Meiden Sie Zucker, Alkohol und zu fette Speisen, und achten Sie bei Ihrer Ernährung auf einen größeren Anteil basisch wirkender Lebensmittel: Obst und frisch gepresste Obstsäfte, Blatt- und Wurzelgemüse, Gemüsefrüchte, Kartoffeln, Zwiebeln, Knoblauch, Kastanien, Rohmilch, Milchprodukte, Oliven, Kichererbsen, Gemüsebrühe und Gewürzkräuter.

Mittelbeschreibung bei Sodbrennen	
Robinia C6 **Einnahme** **V**	Das Hauptmittel gegen Sodbrennen. Wenn das Sodbrennen so stark ist, dass saure Magenflüssigkeit aufgestoßen oder erbrochen wird. **Halbstündlich 3 Globuli bei Bedarf** • Nachts und nach sehr fetthaltigen Speisen verschlechtern sich die Beschwerden besonders häufig.
Iris versicolor C6 **Einnahme**	Bei Sodbrennen vom Magen bis zum Mund mit starkem Speichelfluss und Übelkeit. Erbrechen von saurem, fadenziehendem Schleim. Wirkung auf Magen, Darm, Pankreas, Speicheldrüsen. Milchunverträglichkeit. Migräneartige Kopfschmerzen am Wochenende oder freien Tagen. Der Kranke fühlt sich niedergeschlagen und benommen. **Halbstündlich 3 Globuli**

Mittelbeschreibung bei Sodbrennen

Nux vomica C6	Bei Völlegefühl (nach dem Essen), Brechreiz, mit saurem oder bitterem Geschmack im Mund. Das Essen liegt oft schwer wie ein Stein im Magen. Auch bei Sodbrennen nach sauren Lebensmitteln. Für ehrgeizige Menschen, die sich beruflich häufig überfordern.
Einnahme V **B**	**Halbstündlich 3 Globuli** • Kaffee, alkoholische Getränke und Ärger verschlimmern das Sodbrennen. • Ruhe bessert die Beschwerden.
Lycopodium C6	Bei Sodbrennen während oder nach dem Rauchen sowie nach kleinen Mahlzeiten, oft mit krampfartigen Schmerzen verbunden. Der große Appetit legt sich bereits nach wenigen Bissen. Blähungen mit Gurgeln, Glucksen oder anderen Darmgeräuschen.
Einnahme V	**Halbstündlich 3 Globuli** • Charakteristisch für diese Art von Sodbrennen ist eine Verschlechterung zwischen 16 und 20 Uhr.
Carbo vegetabilis C12	Bei Sodbrennen mit starken Blähungen und einem ausgeprägten Erschöpfungsgefühl. Die Betroffenen sind meist frostig, haben bläuliche Lippen, fühlen sich besser in der frischen Luft. Ihr Gesicht färbt sich beim Essen und besonders nach alkoholischen Getränken rot.
Einnahme V	**Stündlich 3 Globuli** • Nach dem Essen, besonders aber vor allem nach fetten Speisen verschlimmern sich die Beschwerden.
Magnesium phosph. C12 Einnahme	Bei Sodbrennen mit Schluckauf und Würgen. Es besteht Durst auf kalte Getränke. **Stündlich 3 Globuli**

Sonnenbrand, Verbrennungen

Wie äußert sich die Krankheit?

Stundenlanges Braten in der prallen Sonne ist in den Zeiten des Ozonlochs out. Aber auch schon ein paar Minuten »oben ohne« an den ersten warmen Tagen oder ein Nickerchen in der Sonne können – besonders in südlichen Ländern – gefährlich werden. Achten Sie immer auf Sonnenschutzmittel mit hohem Lichtschutzfaktor.

Eine Überempfindlichkeitsreaktion gegen Sonnenstrahlen, die so genannte Sonnenallergie, spricht gut auf eine klassisch-homöopathische Behandlung an. Wenden Sie sich hierfür bitte an einen erfahrenen Homöopathen.

Hinweis

Größere Verbrennungen müssen sofort vom Notarzt behandelt werden. Neben bewährten homöopathischen Arzneien gibt es gut wirksame Cremes in der Apotheke: Calendulacreme, Combudorongel oder Combudoron flüssig, Dr. Bach´s Notfallcreme.

Unser Tipp

Kleinere Verbrennungen mit kaltem Wasser übergießen, dann die Wunde mit unverdünntem Essig (nicht Essigessenz) oder Eigenurin reinigen. Oder Sie verwenden Calendula Urtinktur: zehn Tropfen auf ein Glas gekochtes und wieder abgekühltes Wasser. Anschließend vorsichtig einen Verband mit Combudorongel auflegen.

Mittelbeschreibung bei Sonnenbrand und Verbrennungen	
Arnica C6	Als erste homöopathische Maßnahme bei Verbrennungen. Es hilft gegen den Schock.
Einnahme	**Alle 15 Minuten 3 Globuli**
Belladonna C6	Bei Verbrennungen, wenn die Haut hochrot und gefleckt ist und der Patient klopfende Schmerzen um die Brandstelle spürt. Hinzu kommen erweiterte Pupillen, ein geröteter Hals und oft auch berstende Kopfschmerzen.
Einnahme	**Alle 15 Minuten 3 Globuli; bei Besserung seltener**

Mittelbeschreibung bei Sonnenbrand und Verbrennungen

Ferrum phosphoricum C12 Einnahme	Bei leichterem Sonnenbrand mit roter Haut und starker Berührungsempfindlichkeit. Zusätzliche kalte Kompressen auf dem Kopf lindern den Zustand. **Halbstündlich 3 Globuli; bei Besserung seltener**
Cantharis C6 Einnahme	Bei Sonnenbrand oder Verbrennungen zweiten Grades mit Blasenbildung und brennenden Schmerzen. Die Brandblasen können sich leicht entzünden. Frostschauer wechseln ab mit Hitzewallungen. Ruhelosigkeit. **Halbstündlich 3 Globuli**
Hamamelis C4 Einnahme	Speziell bei verbrannter Zunge oder verbrannten Lippen durch zu heiße Getränke und Suppen. Wirkt wahre Wunder! **Alle 15 Minuten 5 Globuli**
Arsenicum album C12 Einnahme	Bei schwereren Verbrennungen mit brennenden Schmerzen und Blasenbildung. Die Verletzten sind ängstlich und wollen nicht alleine sein. **Halbstündlich 3 Globuli; bei Besserung seltener**
Urtica urens C6 **Einnahme** **V**	Bei Verbrennungen mit eingedellten Blasen, brennenden Schmerzen mit Jucken. **Halbstündlich 3 Globuli** • Kälte, kaltes Wasser und Berührungen verschlimmern den Zustand.
Glonoinum C6 Einnahme	Bei starkem Sonnenbrand mit Kopfschmerzen. Der Kopf fühlt sich wie vergrößert an. Jeder Herzschlag wird im Kopf oder in den Ohren wahrgenommen. Dem Patienten ist es schwindelig. **Halbstündlich 3 Globuli**

Sonnenstich

Wie äußert sich die Krankheit?

Nach einem Sonnenstich ist die Haut heiß und trocken, der Betroffene fühlt sich schlecht, schläfrig, manchmal auch fiebrig; es wird ihm schwarz vor den Augen. Auch Durst, Erbrechen und Durchfall sind möglich. Die Körpertemperatur steigt allmählich und kann bis 41 °C erreichen.

Hinweis

Gehen Sie bitte nach einem Sonnenstich nicht sofort in einen kalten Raum.

Unser Tipp

Feuchte Kompressen auf der Stirn helfen. Trinken Sie Wasser, aber langsam, möglichst mit etwas Salz oder Zucker versetzt.

Mittelbeschreibung bei Sonnenstich	
Glonoinum C6 **Einnahme**	Bei starken Kopfschmerzen mit Pulsieren im Kopf und in Herzbereich und Brustraum (Gegensatz zu Belladonna). Das Gesicht ist rot oder blass. **Halbstündlich 3 Globuli; bei Besserung seltener**
Belladonna C6 **Einnahme** **V** **B**	Empfehlenswert bei Sonnenstich mit heißem Kopf und kalten Händen. Pochende Kopfschmerzen mit hochrotem, heißem Gesicht und erweiterten Pupillen. Zwischenzeitlich kalte Hände und Füße. Klopfende und auch sichtbar pulsierende Schläfen- und Halsschlagadern. **Halbstündlich 3 Globuli** • Erschütterungen, Lärm und grelles Licht verschlimmern. • Zudecken, Nach-hinten-Lehnen und Ruhe erleichtern den Zustand.
Veratrum album C6 **Einnahme**	Bei Sonnenstich mit Übelkeit und Erbrechen sowie großer Schwäche. Dazu kalter Schweiß und großes Bedürfnis nach frischer Luft. **Halbstündlich 3 Globuli**

Mittelbeschreibung bei Sonnenstich	
Aconitum C6 **Einnahme B**	Bei Fällen von Sonnenstich, wenn man sich besonders unwohl fühlt. Das Gesicht ist totenblass, während das Blut im Kopf heftig pulsiert. Beim Versuch aufzustehen, wird einem übel. **Halbstündlich 3 Globuli** • Eine Besserung des Kopfschmerzes tritt durch Wasserlassen ein.
Gelsemium C6 **Einnahme B**	Bei Sonnenstich, wenn man vor Schwäche zittert. Die Augenlider können vor Schmerzen kaum offen gehalten werden. Ein betäubender Kopfschmerz beginnt im Nacken oder am Hinterkopf und wandert zu Stirn und Augen. **Halbstündlich 3 Globuli** • Trinken Sie viel, denn Wasserlassen lindert hier die Schmerzen.
Apis C6 **Einnahme V B**	Bei Sonnenstich mit gespannter Haut und steifem Nacken. Aufgedunsenes Gesicht, rosafarbene Haut. Symptome der Hirnhautreizung wie Nackensteifigkeit, Den-Kopf-ins-Kissen-Bohren oder Hin- und Herrollen des Kopfes. Bei Kindern auch schrilles Schreien im Schlaf möglich. Empfindlich gegen geringste Berührung. **Halbstündlich 3 Globuli** • Äußere Wärme verschlechtert das Befinden. • Kühle Luft und Anwendungen bessern den Zustand.
Melilotus C6 **Einnahme**	Bei Sonnenstich mit unerträglichem, pochendem Kopfschmerz. Hochrotes Gesicht. Die Schmerzen pochen mit jedem Pulsschlag. Der Kranke ist verwirrt. **Halbstündlich 3 Globuli**

Verstauchungen, Prellungen

Wie äußert sich die Krankheit?

Bei einer Prellung handelt es sich um eine stumpfe Verletzung von Muskeln oder Bindegewebe als Folge eines heftigen Schlags oder Sturzes.

Bei Verstauchungen werden die beiden an der Bildung eines Gelenks beteiligten Knochen infolge Überlastung auseinandergezogen, kehren aber sofort wieder in ihre normale Position zurück. Tritt häufig beim so genannten Umknicken des Fußes auf.

Bei der Verrenkung oder Luxation kehren die Knochenenden nicht mehr in ihre normale Stellung zurück. Hier besteht die erste Maßnahme in einer Wiedereinrenkung. Laien sollten keinesfalls versuchen, eine Verrenkung zu beheben. Die Einrenkung ist Aufgabe des Facharztes.

Unter einer Zerrung versteht man eine Überdehnung von Sehnen, Bändern oder Muskeln.

Die Hauptsymptome aller dieser Verletzungen sind Schmerzen, eine Überempfindlichkeit der Verletzungsstelle, Schwellungen und Bewegungseinschränkungen.

Auch Blutergüsse an der verletzten Stelle oder in deren Umgebung sind häufig.

Hinweis

Bei starken Schmerzen sollten Sie die Verletzung durch einen Facharzt abklären lassen. Ist dies nicht sogleich möglich, probieren Sie Arnica C6, halbstündlich fünf Globuli. Werden auch nach wiederholten Einnahmen die Schwellung und Schmerzen nicht oder nur vorübergehend besser, handelt es sich meistens um einen Knochenbruch oder Sehnenabriss.

Unser Tipp

Zur äußerlichen Unterstützung der homöopathischen Behandlung sind feuchtkalte Umschläge mit verdünnter Arnikatinktur, Dr. Bach´s Notfalltropfen, Retterspitz-Wasser oder essigsaurer Tonerde günstig.

Bei Verstauchungen und Verrenkungen ist eine stundenweise Ruhigstellung des Gelenks günstig für den Heilungsverlauf. Abgebrühte Beinwellblätter (Symphytum officinale) als warmer Brei auf verrenkte oder verstauchte Glieder gelegt, können helfen, die Schmerzen zu lindern. Auch die großen frischen Blätter des Großen Huflattichs (Petasites officinalis) können auf Verstauchungen oder Verrenkungen aufgelegt werden.

Mittelbeschreibung bei Verstauchungen und Prellungen

Arnica C6	Das Trauma- und Überlastungsmittel Arnica sollten Sie immer in Ihrer Hausapotheke besitzen und nach Möglichkeit bald nach der Verletzung einnehmen. Bei Überempfindlichkeit des ganzen Körpers, bei Muskelkater, Zerschlagenheit, Überanstrengung. Spezielles Kennzeichen für Arnica: Große Müdigkeit, der Patient fühlt sich wie zerschlagen. Der Kopf ist heiß, der Körper kalt.
Einnahme	**Halbstündlich 3 Globuli; bei Besserung seltener**
V	• Bei Berührung, geringstem Druck, Bewegung und Erschütterungen schmerzen die betroffenen Körperteile stark.
B	• Eine Besserung tritt durch Liegen mit tief gelagertem Kopf ein.
Bryonia C6	Bei stechenden Schmerzen. Bryonia hilft bei Muskel- und Rückenschmerzen nach Überanstrengung, Verkühlen oder falscher Bewegung. Die betroffene Muskulatur ist steif und schmerzt stechend.
Einnahme	**2- bis 3-mal täglich 5 Globuli**
Rhus toxico-dendron C6	Das »Möbelpacker- oder Umzugsmittel«. Bei allen Folgen von Zerrungen, Verrenkungen, Verheben und Überanstrengung. Charakteristisch ist der Schmerz zu Beginn der Bewegung. Auch einzunehmen im Wechsel mit Arnica.
Einnahme	**2- bis 3-mal täglich 5 Globuli**
V	• Nachts im Ruhestand und bei Nässe und Kälte schmerzt der Körper sehr.
B	• Wärmeanwendungen wie Wärmflaschen und heiße Bäder und andauernde Bewegung lindern.

Verstopfung

Wie äußert sich die Krankheit?

Eine Darmträgheit, d.h. Stuhl-gang alle zwei bis drei Tage oder seltener, kann sich mit oder ohne Beschwerden zeigen. Der Stuhl kann dabei normal weich oder sehr hart sein. Übelkeit, ein un-angenehmes Völlegefühl oder ein aufgetriebener Bauch mit Blähun-gen sind typische Beschwerden. Ist der Stuhlgang sehr hart, be-steht die Gefahr einer Bildung von Hämorrhoiden oder gar Anal-fissuren.

Hinweis

Ballaststoffarme Ernährung, man-gelnde Bewegung, Nervosität, dies sind nur einige Ursachen lästiger Verstopfung. Auch auf Reisen ist sie nicht selten ein unangenehmer Begleiter.

Nehmen Sie bitte nur in Ausnah-mefällen Abführmittel! Sie füh-ren, über längere Zeit hinweg genommen, zu einer Verstärkung des Problems.

Unser Tipp

Auf den Genuss von Schokolade, Kakao und Weißmehlprodukten sollten Sie bei Darmträgheit zu-nächst verzichten und den Fleischkonsum reduzieren. Statt-dessen wirkt eine auf Alter und Verdauungsleistung abgestimmte Vollwertkost sehr günstig. Auch auf eine ausreichende Flüssigkeits-aufnahme von mindestens zwei Litern am Tag sollten Sie achten.

Mittelbeschreibung bei Verstopfung	
Bryonia C6	Bei Darmträgheit mit trockenem und hartem Stuhl. Bei Frauen auch häufig vor oder während der Menstruation oder während der Schwanger-schaft. Nach schweren oder üppigen Mahlzeiten ist der ganze Bauch oft derart aufgebläht, dass der Kranke es vermeidet, sich zu bewegen oder rich-tig durchzuatmen. Warme Getränke oder eine Wärmflasche auf dem Leib empfindet er als angenehm. Durst auf große Mengen kalten Wassers.
Einnahme	**2-mal täglich 5 Globuli**

Mittelbeschreibung bei Verstopfung

Lycopodium C6	Bei Verstopfung auf fremden Toiletten und auch auf Reisen. Große Stuhlmengen, der Stuhl ist zu Beginn hart und wird dann weicher. Gefühl, als bliebe ein Teil des Stuhls im Darm zurück. Oft Blähungen im Unterbauch. Treten Hämorrhoiden auf, können diese schmerzhaft oder juckend sein und bluten.
Einnahme	**2-mal täglich 5 Globuli**
Nux vomica C6	Bei nervöser Verstopfung, besonders auch auf Reisen, oder als Folge von Missbrauch von Abführmitteln. Auch Verstopfung vor und während der Periode oder während der Schwangerschaft sind typisch. Die Darmträgheit ist hartnäckig, obwohl ein ständiger Stuhldrang besteht.
Einnahme V	**2-mal täglich 5 Globuli** • Sitzende Lebensweise verstärkt die Verstopfung. Die Stuhlentleerung ist oft sehr mühsam, ein Teil des Stuhls gleitet wieder in den After zurück.
Silicea C12	Bei Verstopfung mit vergeblichem, anhaltendem Stuhldrang. Auch bei Obstipation vor oder während der Periode. Der After ist durch Schmerzen während der Stuhlentleerung wie zusammengeschnürt.
Einnahme	**2-mal täglich 3 Globuli**
China C6	Bei Darmträgheit nach Flüssigkeitsverlusten wie starkem Schwitzen, einer vorausgegangenem Durchfallerkrankung oder auch nach größerem Blutverlust (beispielsweise nach Schwangerschaft und Geburt).
Einnahme	**2-mal täglich 5 Globuli**

Über den Autoren

Michael Helfferich ist Apotheker und Heilpraktiker. Seine Schwerpunkte sind die klassische Homöopathie, die Bach-Blütentherapie und die Fußreflexzonenmassage.

Hinweis

Das vorliegende Buch ist sorgfältig erarbeitet worden. Dennoch erfolgen alle Angaben ohne Gewähr. Weder Autor noch Verlag können für eventuelle Nachteile oder Schäden, die aus den im Buch gemachten praktischen Hinweisen resultieren, eine Haftung übernehmen.

Literatur

Helfferich, Michael: Erkältungskrankheiten homöopathisch behandeln. Südwest Verlag. 2. Auflage, München 1999
Helfferich, Michael/Hohenester, Walther: Homöopathische Hausapotheke. Südwest Verlag. 3. Auflage, München 1999
Köhler, Gerhard: Lehrbuch der Homöopathie. Band 1 und 2. Hippokrates Verlag. Stuttgart 1988
Meyer, Eric: Das große Handbuch der Homöopathie. Goldmann Verlag. München 1992

Bezugsquelle

für homöopathische Taschenapotheken: Pestalozzi Apotheke, Hauptstraße 29, 79540 Lörrach-Stetten, Tel.: 07621/9198 90, Fax: 07621/46521

Bildnachweis

Botanik Bildarchiv Laux, Biberach a.d. Riß: 7; Südwest Verlag, München: Titel (Siegfried Sperl), 2 (Claudia Rehm), 5 (Michael Nagy)

Impressum

© 1998 Südwest Verlag, München, in der Econ Ullstein List Verlag GmbH & Co. KG, München
2. Auflage 2000

Redaktion: Claus Semerak
Projektleitung: Susanne Garte
Redaktionsleitung und medizinische Fachberatung: Dr. med. Christiane Lentz
Bildredaktion: Beate Wagner
Produktion: M. Metzger (Leitung) A. Aatz, Dr. E. Weigele-Ismail
Umschlag: Heinz Kraxenberger, München; Till Eiden
Layout: Klaus Lutsch
Satz/DTP: Mihriye Yücel
Druck und Bindung: Druckerei Uhl, Radolfzell

Gedruckt auf chlor- und säurearmem Papier

ISBN 3-517-07515-9

Beschwerden und Anwendungen

Heilmittel

Heilmittel

Belladonna 11, 19, 28, 35, 39, 42, 44, 49, 52f., 54, 58, 60
Borax 44
Bromum 35
Bryonia 17, 25, 33, 50, 53, 55, 63f.

Caladium 37
Calcium fluoratum 51
Cantharis 36, 44, 59
Carbo vegetabilis 17, 39, 51, 57
Caulophyllum 52
Chamomilla 13, 41f., 52f.
Chelidonium 20
China 24, 65
Cimicifuga 52
Cinnamomum 44
Cocculus 44, 47
Coffea 45f.
Colchicum 45
Colocynthis 21, 33

Drosera 35

Echinacea angustifolia 16, 31
Euphrasia 31

Ferrum phosphoricum 19, 45, 59

Galphimia glauca 31
Gelsemium 24f., 61
Glonoinum 45, 59f.
Graphites 51

Hamamelis 27, 51, 59
Harpagophytum 22
Hedera helix 23
Hepar sulfuris 11
Hypericum 37, 41
Hyposcyamus 35

Ignatia 7, 51
Ipecacuanha 14, 34, 50
Iris 56

Kalium carbonicum 50

Lac defloratum 53
Ledum 22, 37
Luffa 31
Lycopodium 45, 57, 65

Magnesium phosphoricum 21, 41, 57
Melilotus 61
Mercurius solubilis 11
Mezereum 41
Myristica sebifera 10

Nux vomica 7, 13, 15, 17, 27, 29, 31, 33, 45, 47, 49ff., 55, 57, 65

Okoubaka 45
Opium 45

Paeonia 27
Petroleum 45, 47
Phytolacca 29, 53
Pulsatilla 7, 13, 18, 21, 39, 43, 45, 49, 51, 53

Rhus toxicodendron 25, 29, 33, 55, 63
Robinia 56

Sabadilla 17
Sambucus 48
Sepia 7, 50
Silicea 11, 45, 65
Staphisagria 37, 45
Sulfur 7, 17, 19, 24
Symphytum 55

Tabacum 45, 47

Urtica urens 23, 36, 45, 59

Veratrum album 13, 45, 60
Vespa 36
Vincetoxicum 16, 19, 25